O bom do Alzheimer

CLAUDIA ALVES
EM DEPOIMENTO A ROSANA CAIADO

O bom do Alzheimer

Como a doença da minha mãe foi a nossa cura

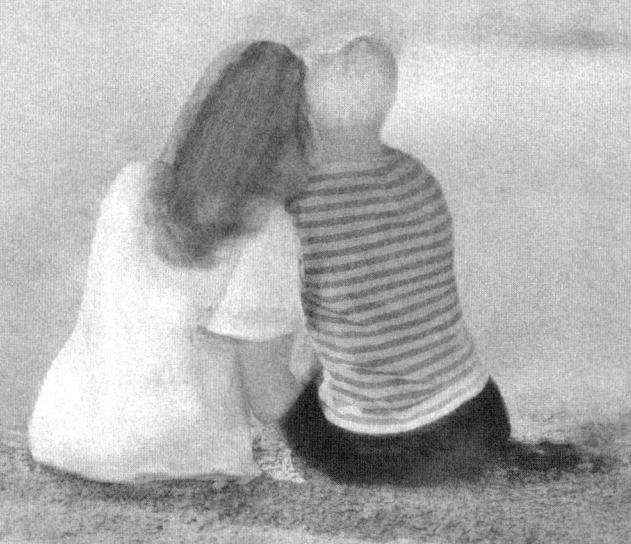

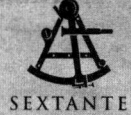

SEXTANTE

Copyright © 2025 por Claudia Alves Silva

Todos os direitos reservados. Nenhuma parte deste livro pode ser utilizada ou reproduzida sob quaisquer meios existentes sem autorização por escrito dos editores.

edição: Nana Vaz de Castro
coordenação editorial: Alice Dias
produção editorial: Livia Cabrini
preparo de originais: Rafaella Lemos
revisão: Hermínia Totti e Taís Monteiro
diagramação e capa: Natali Nabekura
imagem de capa: Evelina Kremsdorf | Trevillion Images
fotos do miolo: Acervo da autora
impressão e acabamento: Associação Religiosa Imprensa da Fé

CIP-BRASIL. CATALOGAÇÃO NA PUBLICAÇÃO
SINDICATO NACIONAL DOS EDITORES DE LIVROS, RJ

A478b

Alves, Claudia
 O bom do Alzheimer / Claudia Alves. - 1. ed. - Rio de Janeiro : Sextante, 2025.
 200 p. ; 21 cm.

 ISBN 978-85-431-1041-7

 1. Alzheimer, Doença de - Pacientes - Cuidado e tratamento. 2. Alzheimer, Doença de - Pacientes - Relações com a família. 3. Mãe e filha. I. Título.

25-96218	CDD: 616.831
	CDU: 616.89-008.461-053.9

Meri Gleice Rodrigues de Souza - Bibliotecária - CRB-7/6439

Todos os direitos reservados, no Brasil, por
GMT Editores Ltda.
Rua Voluntários da Pátria, 45 – 14º andar – Botafogo
22270-000 – Rio de Janeiro – RJ
Tel.: (21) 2538-4100
E-mail: atendimento@sextante.com.br
www.sextante.com.br

Dedico este livro a todos que escolhem quebrar os ciclos do passado e transformar a dor em cuidado.

Que a jornada do cuidar seja também uma oportunidade de cura e de um novo começo para vocês e para as próximas gerações.

Sumário

Prefácio 9

Capítulo 1 2010: Você sabe o que é Alzheimer? ... 13

Capítulo 2 1934-1957: Corre, Euclice! 25

Capítulo 3 2010-2013: Os sinais estavam ali 35

Capítulo 4 1958-1971: Uma pessoa frágil 51

Capítulo 5 2014: Para diminuir o sofrimento 61

Capítulo 6 1974: A passagem secreta 73

Capítulo 7 2015-2016: Eu precisava de ajuda 85

Capítulo 8 1974-1982: Um dia que ninguém esquece 97

Capítulo 9 2016: O bom do Alzheimer 111

Capítulo 10 1982-1996: De mãe para filha 125

Capítulo 11 2017-2020: Formas de cuidar 133

Capítulo 12 1999-2004: Uma família de verdade 147

Capítulo 13 2024: Perto do fim 157

Capítulo 14 1961-20??: O poder transformador
do amor 171

Agradecimentos 183

Material de referência 185

Prefácio

Antes de tudo, expresso aqui quanto me alegrou e honrou o convite para escrever o prefácio deste livro. Claudia e eu somos primas e comadres. Moramos parte da infância no mesmo bairro. Brincávamos de boneca e, em uma dessas brincadeiras, ela carinhosamente me ofereceu ser madrinha de sua boneca e da filha que teria no futuro. E assim fez. Quando batizei Carol, estava grávida, de forma que nossas meninas brincaram juntas. Os laços vão longe no tempo. Minha mãe, Lúcia, era quem acompanhava a irmã, tia Euclice/Francisquinha, quando ela saía para namorar o futuro marido, tio Zé. Além disso, também foi escolhida para ser madrinha do filho mais velho de Francisquinha. Cumplicidade, admiração e amizade desde sempre! Claudia segue ao meu lado, me apoiando com amor e generosidade, já que meu pai também tem a doença de Alzheimer.

O bom do Alzheimer: Como a doença da minha mãe foi a nossa cura é elaborado a partir de narrativas e memórias sintetizadas e relatadas por Claudia. É um esforço para montar um quebra-cabeça familiar que lhe permita compreender o enredo da vida dela e da mãe. O livro trata de momentos marcantes da nossa família. Portanto, me sinto parte dele. Enquanto lia, fui tomada pela compaixão e pela saudade daqueles que já se foram. Meus olhos se encheram de lágrimas ao conhecer detalhes e sentimentos que, de tão íntimos e doloridos, estavam guardados apenas no peito de quem os viveu.

Há nestas páginas a história de uma longa convivência entre mãe e filha, atada por nós muito firmes. Duas vidas atravessadas por acontecimentos duríssimos, que reverberam até hoje na vida de cada membro da família. Há conflitos, perdas, mágoas, muito afeto, persistência e um aprendizado transformador. O que se apresenta é a vida como ela é. Nada do "mundo cor-de-rosa" dos anúncios publicitários nem das catástrofes dos noticiários. Há vontade, aposta e insistência em fazer a vida ser melhor todos os dias, mesmo diante de tristezas e obstáculos. Claudia insiste: a vida pode ser mais leve, mais alegre!

A tocante narrativa se inicia com o diagnóstico de Alzheimer da Francisquinha. Surpresa, susto, desamparo. A leitura deste relato da Claudia me lança no ar-condicionado frio do consultório do geriatra, quando meu pai não conseguiu preencher as horas num relógio desenhado. No livro, a elaboração da notícia da doença se intercala com episódios da infância da Francisquinha e da Claudia. Olho para minhas cicatrizes e feridas abertas, me identifico, reconheço marcas e procuro novos sentidos para fatos do passado que ainda doem.

Vamos, pouco a pouco, nos envolvendo com as situações de namoro, casamento, nascimentos e mortes, relação com o pai, o trabalho, o cotidiano, tanto da Claudia quanto da carismática Francisquinha. Honesta, pergunto a mim mesma: quem nunca passou por cenas de violência, de dificuldade de expressar e receber afeto no ambiente familiar? As angústias, os sentimentos contraditórios e as situações desafiadoras da vida e da doença nos capturam de tão próximos. Como é difícil viver! Que alívio saber que não se está sozinho!

A trajetória da Claudia me inspira. Acontecimentos que abalam as estruturas têm potência transformadora, são oportunidades, um tipo de portal. Que sejamos capazes de exercitar a afirmação da vida como ela é: dias de luta, dias de tombo, dias de conquista.

— Andréa Almeida de Moura Estevão
Doutora em Comunicação e Cultura – UFRJ
Jornalista, pesquisadora e prima

CAPÍTULO 1: 2010

Você sabe o que é Alzheimer?

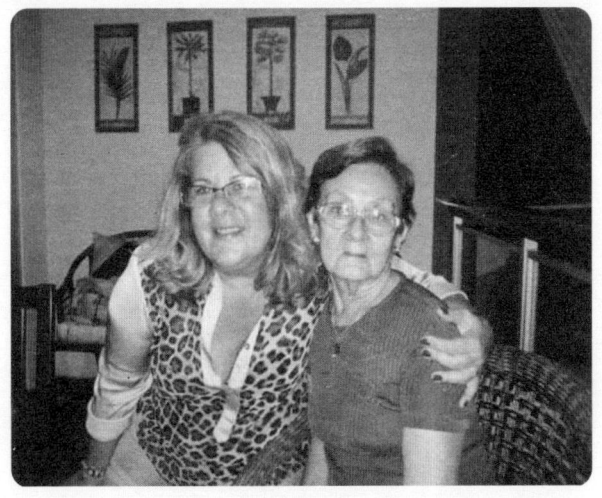

Eu e mamãe, pouco tempo depois de receber o diagnóstico de Alzheimer.

Depois de me certificar de que mamãe estava bem acomodada no banco de trás do carro, me ajeitei no carona e pedi ao meu marido que fôssemos pela orla, para que pudéssemos apreciar a vista do calçadão, da extensa faixa de areia e do mar de Copacabana. Mamãe adorava praia, em especial aquela, não só porque meu avô teve um ateliê na rua Djalma Ulrich, mas também porque o trecho do bairro conhecido como Posto 6 havia sido um ponto que a família inteira frequentava. Os momentos vividos em Copacabana estavam profundamente enraizados na minha memória. Agora estávamos ali novamente, eu e ela, juntas como sempre, perto e ao mesmo tempo longe, admirando a força da natureza pelo vidro da janela fechada.

Até então, mamãe costumava ir sozinha às consultas médicas. O médico que a acompanhava era um cardiologista, que ocasionalmente pedia exames de sangue, media a pressão, prescrevia antidepressivos e remédios para dormir. Isso me incomodava, pois eu suspeitava que a dosagem estivesse muito alta. Mamãe andava sonolenta durante o dia e bastava se recostar no sofá para tirar uma soneca fora de hora. Eu preferia não me meter; no entanto, esse incômodo, como tantos outros, estava ali entre nós.

Quando meu marido contou que levaria minha sogra a um neurologista recomendado, resolvi levar mamãe também, para conversar sobre as medicações que ela tomava. Chegando ao consultório em Copacabana, minha sogra foi atendida primeiro. A consulta não demorou muito, e ela logo retornou à sala de espera com uma receita nas mãos.

Eu e mamãe entramos em seguida. O médico perguntou o que nos levara até lá, enquanto observava a nossa dinâmica. Expliquei que ela estava com 76 anos e tinha um histórico de depressão desde a juventude, com problemas neurológicos não diagnosticados. "Problemas nos nervos", como ela sempre disse.

Mamãe estava quieta, o que era comum. Ao contrário de mim, ela sempre foi uma pessoa introspectiva, então era comum que eu respondesse por ela. Listei os remédios que ela usava e reclamei que às vezes pulava uma dose. O médico fez anotações e depois explicou que queria ouvir a paciente, portanto faria algumas perguntas diretamente a ela.

– Como a senhora está? Tudo bem?

– Tudo bem.

– Em que ano a senhora nasceu?

Minha mãe olhou para mim e respondeu.

– Qual o nome do seu pai?

Ela falou o nome do pai, depois o da mãe.

– Onde a senhora mora?

Ela olhou para mim e me perguntou:

– Onde é?

– No Recreio, mamãe!

– Deixa ela responder, sim? – pediu o médico.

– Desculpe – disse, antes que ele se voltasse para ela outra vez. – A senhora sabe onde está?

– Estou aqui.

– Mas que lugar é esse?

Ela olhou ao redor antes de responder:

– É a sua casa?

Seus olhos tornaram a procurar os meus, como quem busca apoio. Eu queria ajudar, mas me senti constrangida depois do pedido do neurologista para que não o fizesse. Mesmo assim, falei:

– Mamãe, você está numa consulta. Este é o médico.

– Deixa ela responder sozinha, por favor – disse o médico para mim, antes de se voltar novamente para mamãe. – A senhora sabe que bairro é esse?

"Copacabana! Copacabana!", pensei, mas não falei nada. Vendo mamãe em silêncio, comecei a ficar ansiosa. Queria que ela se concentrasse, porque acreditava que ela sabia todas as respostas e não estava respondendo por nervosismo.

– Não sei – disse ela, finalmente.

– Onde a senhora mora? – O médico repetiu a pergunta.

– Vista Alegre – respondeu ela, citando o nome do bairro onde havíamos morado vinte anos antes.

Em seguida ele perguntou seu número de telefone, e ela respondeu um número que havia sido nosso, porém não era mais.

Ela olhava para mim.

Tentei disfarçar meus sentimentos e prendi a respiração. O médico continuou:

– Vou falar algumas palavras. Fique atenta porque daqui a pouco pedirei para a senhora repetir, está bem?

– Presta atenção, mamãe – ordenei. Implorei.

O médico falou cerca de dez palavras aleatórias, como tartaruga, água, praia, carta, rainha... Ela repetiu cada uma, e ele seguiu com o questionário.

– Onde a senhora nasceu?

– No Ceará.

– Qual o nome dos seus irmãos?

Ela respondeu corretamente, e ainda emendou contando qualquer coisa sobre a infância.

Cinco minutos depois, o neurologista fez o que tinha prometido: falou para ela repetir não todas, mas algumas das palavras que ele havia falado antes e pedido a ela que memorizasse. Dentro da minha cabeça, imediatamente pipocaram três das palavras. Torci para ela também se lembrar e dizê-las, mas mamãe ficou em silêncio.

– Pode repetir três das dez palavras que pedi para a senhora memorizar?

– Que palavras?

Naquele momento a angústia ficou maior do que eu.

– Ela deve estar nervosa – justifiquei.

Então o médico lhe entregou um círculo impresso numa folha de papel e pediu que ela desenhasse nele os números de um relógio e os ponteiros marcando seis horas. Pisquei por alguns segundos, suplicando em meu íntimo que ela acertasse. Ela pegou a caneta, colocou o papel na sua frente e escreveu os números de 1 a 10, todos bem próximos uns dos outros, utilizando pouco mais de um quarto do círculo.

Àquela altura, o consultório parecia estar rodando.

O médico se dirigiu à minha mãe.

– Dona Francisca, por favor, vá para a sala de espera por um instante, porque agora vou fazer a consulta da sua filha.

Quando a porta se fechou, eu estava à beira das lágrimas. Sabia que alguma coisa importante tinha acontecido naquela breve consulta e que minha vida ao lado da minha mãe estava prestes a entrar em um novo estágio. Nada seria como antes.

O médico se virou para mim e explicou, pausadamente, que aquele teste neurológico havia deixado claro que mamãe tinha um comprometimento cognitivo significativo. Tudo indicava que era Alzheimer, e já não estava no estágio inicial, mas sim no moderado.

Fiquei sem chão.

– Você sabe o que é Alzheimer?

Tive que recuperar o fôlego antes de responder.

– Acho que é uma doença degenerativa em que o paciente perde a memória.

– Na verdade, é mais do que isso. Ao longo do tempo, o paciente com Alzheimer perde aptidões básicas. Deixa de ter autonomia.

Meus ombros se curvaram para baixo. Ele continuou:

– Não é de hoje para amanhã, mas ela vai deixar de conseguir comer sem ajuda, vai perder a capacidade de falar, de se comunicar, de entender. Ela não pode mais ficar sozinha.

Fui processando as informações lentamente, minha cabeça a mil.

– Vamos fazer alguns exames adicionais – continuou ele.
– Vou prescrever uma medicação e faremos um acompanhamento para cuidar dela da melhor forma possível.

Minha mãe nem tinha plano de saúde.

– O que vai acontecer? – perguntei sem pensar, ou pensando em tudo ao mesmo tempo.

– Viva um dia de cada vez – disse ele, com um sorriso triste que não mostrava os dentes.

O médico tampou a caneta e quis saber se eu tinha mais alguma pergunta.

– Ela vai me esquecer?

O cérebro com Alzheimer e o diagnóstico da doença

Por Dr. Daniel Quiroga

Geriatra especialista em demências do Hospital das Clínicas da UFMG

A doença de Alzheimer é caracterizada por mudanças progressivas no cérebro que comprometem a função das células nervosas. As primeiras alterações surgem cerca de 20 anos antes dos primeiros sintomas e acontecem em uma sequência. Primeiro, ocorre o acúmulo de uma proteína defeituosa chamada beta-amiloide, que forma placas entre os neurônios, levando à morte deles. Enquanto isso, outra proteína, chamada tau, se acumula dentro dos neurônios, gerando os chamados emaranhados neurofibrilares. Essas proteínas interrompem a comunicação entre os neurônios, levando à morte das células e, por fim, ao encolhimento do cérebro. Em estágios avançados, o cérebro pode perder até 20% de seu volume total.

As primeiras regiões afetadas são o hipocampo, envolvido na formação de novas memórias, e o córtex cerebral, que controla linguagem, raciocínio e comportamento. Isso explica por que a perda de memória recente é um dos primeiros sintomas. Com a progressão da doença, áreas mais amplas do cérebro vão sendo afetadas, incluindo aquelas que controlam funções motoras e fisiológicas, como continência urinária e fecal. Outra consequência da morte dos neurônios é a redução significativa nos níveis de neurotransmissores como a acetilcolina, o que agrava a perda de memória e cognição.

Outro aspecto importante é a inflamação crônica do cérebro, uma consequência do acúmulo das proteínas beta-amiloide e tau. O organismo tenta combater a doença, mas o esforço contínuo leva a um estado inflamatório prolongado, que danifica ainda mais os neurônios.

Conforme novas regiões cerebrais são comprometidas, os sintomas tornam-se mais graves: perda de habilidades motoras, incapacidade de realizar tarefas diárias e, em estágios avançados, dificuldade para engolir e respirar. Essa degradação cerebral explica a gravidade e a complexidade da doença. Portanto, espera-se que, através do entendimento da evolução da doença de Alzheimer, possamos ter novas medicações que combatam a doença em um estágio inicial, antes do aparecimento dos primeiros sintomas.

Diagnosticar a demência de Alzheimer se assemelha a um quebra-cabeça de três peças. A primeira peça corresponde à avaliação clínica do paciente, ou seja, ouvir a família e realizar o exame clínico. A segunda corresponde aos exames do cérebro (ressonância magnética ou tomografia) e de sangue. Por fim, a terceira corresponde a exames mais específicos, como os biomarcadores da doença de Alzheimer. Para se ter o diagnóstico, as duas primeiras peças são necessárias; a terceira entrará se houver necessidade, como em casos precoces ou de difícil diagnóstico.

Para realizar a avaliação clínica detalhada, o médico começa com uma conversa para entender melhor os sintomas, como problemas de memória, alterações de comportamento ou dificuldades no raciocínio. É importante que um familiar ou alguém próximo também participe, já que quem vive com a pessoa pode fornecer informações valiosas sobre mudanças que o próprio paciente não percebe. Nesse momento são realizados os testes cognitivos no consultório e, se necessário, a avaliação neuropsicológica aplicada por um profissional especializado.

Em seguida, são requisitados exames essenciais para ajudar no diagnóstico da origem da demência e afastar outras possibilidades. A ressonância magnética (RM) do cérebro é o exame de escolha por fornecer maiores detalhes, mas a tomografia computadorizada (TC) pode ser requisitada na falta da RM. Exames de sangue são comuns nessa fase para garantir que outras doenças não estejam causando os sintomas.

Na maioria dos casos, já é possível ter o diagnóstico da demência após analisar a avaliação clínica do paciente e os exames complementares. Entretanto, em casos precoces e de difícil diagnóstico, o médico pode se valer de exames mais específicos. Nesta categoria estão, por exemplo, os biomarcadores da doença de Alzheimer, analisados por meio de uma punção lombar, através da qual é possível detectar alterações específicas do Alzheimer.

Embora ainda não exista um teste único que confirme 100% o diagnóstico, o conjunto dessas avaliações auxilia o médico a fazer um diagnóstico preciso. Diagnosticar cedo é crucial, pois permite iniciar tratamentos que podem aliviar sintomas e melhorar a qualidade de vida do paciente, além de oferecer à família a chance de planejar o futuro com mais clareza.

CAPÍTULO 2: 1934-1957

Corre, Euclice!

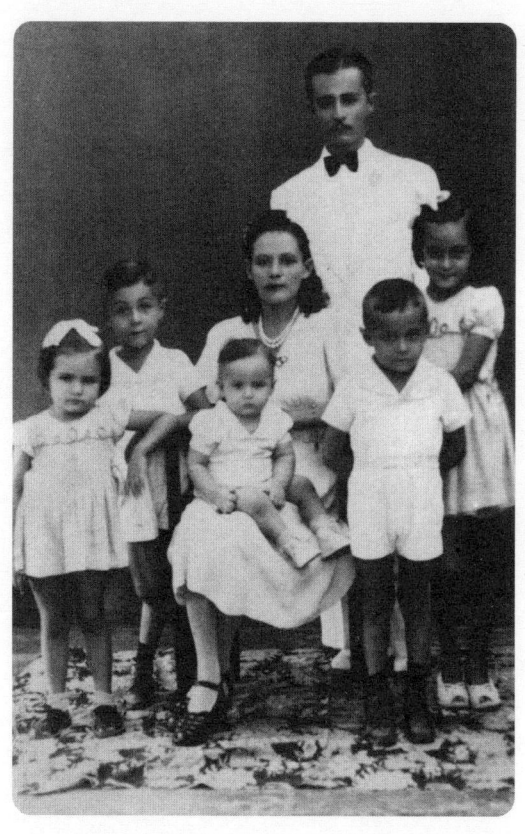

Meus avós, Dirce e Marcolino, e seus filhos
Lúcia, Edmilson, Ernando (no colo),
Edson e Francisca/Euclice, a mais velha.

Venho de uma família nordestina. Minha avó, Dirce, nasceu no Ceará, e meu avô, José Marcolino, era de Pernambuco. Eles se casaram em 1930, quando Dirce tinha apenas 16 anos. A primeira gravidez veio quatro anos depois, porque, em sua inocência, não sabiam como ter filhos. Quando finalmente aconteceu, minha avó anunciou que, se fosse menino, se chamaria Francisco, em homenagem ao seu pai. Veio uma menina, minha mãe.

Meu avô, querendo honrar o sogro, registrou-a como Francisca. No entanto, preferiu chamá-la de Euclice, nome que gravou na pulseira de ouro que lhe deu. Para ele, a pulseira valia mais do que qualquer documento, e assim ela mesma passou a se apresentar como Euclice, e dentro da família nunca foi tratada por outro nome.

Francisca, ou Euclice, nasceu em 1934, em Juazeiro do Norte, no Ceará, e em rápida sequência vieram seus irmãos – Marcolino adorava ter filhos pequenos e, quando um começava a crescer, já queria outro. Assim, a família aumentou com Edmilson, Edson, Lúcia, Ernando, Eneida, Elma e Rosa, que viveram por vários anos no bairro Joaquim Távora, em Fortaleza, numa casa que abrigou também muitas histórias. Mamãe dizia que o quintal era tão grande que parecia um mundo para ela, mas quando tive a chance de conhecer achei o espaço pequeno. Às vezes o tempo desmente a memória.

Mamãe lembrava da infância com brilho nos olhos, como se tivesse sido uma criança feliz. Ela era peralta, do tipo que adorava subir em árvores para pegar mangas, jogando do alto as frutas para quem estava no chão. Como desde muito cedo ficara com a responsabilidade de cuidar dos irmãos mais novos, costumava colocá-los em um tanque vazio para poder brincar com o irmão Edson, seu parceiro inseparável nas travessuras. Não havia obstáculo para aqueles dois: juntos, passavam para os quintais dos vizinhos, pegavam as frutas que encontrassem e as levavam para os irmãos que tinham ficado presos no tanque. Os poucos brinquedos que tinham eram de madeira, feitos pelo meu avô: casinhas, caminhas, carrinhos, até uma boneca – a única que minha mãe teve.

Por ser a mais velha, Euclice era a responsável pelos animais da casa e tinha o dever de tirá-los do sereno antes do anoitecer, para protegê-los das raposas. Para isso, contava com o lembrete do papagaio do meu avô, que ficava em um poleiro, preso pelo pé por uma corrente. O papagaio chamava meu avô de Zé, e gritava: "Euclice, Euclice! O Zé tá chegando! O Zé tá chegando! Corre, Euclice!"

Um dia, depois que o papagaio avisou que havia chegado a hora de botar as galinhas para dentro, Euclice entrou em pânico ao não encontrar a galinha-d'angola favorita do pai. Quando soube do ocorrido, meu avô ficou muito aborrecido e saiu à procura da galinha, mas, quando a encontrou, a raposa já tinha feito o estrago. Naquela noite, ele decidiu punir minha mãe: já que não havia cumprido suas obrigações, não poderia mais brincar. Juntou todos os brinquedos que ele mesmo tinha feito e ateou fogo em tudo. Foi um castigo pior que uma surra, e esse episódio fincou raízes na memória de mamãe.

As histórias de infância, que ela contava com tanto carinho, sempre me fascinaram, embora muitas vezes os finais fossem tristes, por causa dos castigos. Além dos brinquedos, meu avô, que era artista plástico, fez móveis, santinhos e até uma palmatória, que minha mãe descrevia como uma colher de pau com um furo no meio, que ele usava para bater nos filhos. Mas o pior era a "cadeia" que ele construiu para castigar os desobedientes. Era uma caixa de madeira onde cabia uma criança em pé, fechada por todos os lados, exceto por uma portinhola na altura do rosto, para que o "preso" pudesse respirar. Lembrava um caixão vertical, onde a criança ficava por horas a fio, sem poder se mexer. A "cadeia" era uma amostra da personalidade autoritária e por vezes cruel do meu avô Marcolino, que exerceu enorme influência sobre todos os filhos.

Embora Euclice fosse próxima da mãe, era de José Marcolino que ela mais falava quando lembrava da infância. Entre memórias carinhosas e dolorosas, ela sentia por ele amor e medo em proporções similares. Mesmo já idosa e com demência, repetia: "Ih, meu pai vai me matar!", como se estivesse revivendo algum episódio de quando era pequena. Foi difícil para ela se livrar do temor que sentia do pai, como se ele ainda estivesse vivo e pudesse puni-la, talvez também pelos seus esquecimentos.

~

Essas lembranças, apesar dos momentos difíceis, me mostravam quanto a infância de Euclice foi rica em experiências, e ela as compartilhava comigo com nostalgia e amor. Eu queria saber mais, mas percebia que havia coisas que ela preferia não mencionar. Ouvir suas histórias era como montar um quebra-cabeça ou fazer um estudo sobre como a memória funciona: lembranças do passado vinham e iam, como ondas, enquanto as memórias recentes desapareciam, como que sugadas para o fundo do mar – justamente porque ficam armazenadas em partes diferentes do cérebro, como vim a aprender mais tarde.

Seus maiores traumas estavam relacionados à agressividade do pai e à solidão da mãe – ela percebia que havia algo errado naquela relação. Vovó Dirce se casou cedo, sonhando com uma vida de princesa, mas em pouco tempo percebeu que o marido não ia lhe proporcionar nada disso. Minha mãe nasceu no dia 31 de dezembro, com a ajuda de uma parteira, mas meu avô não estava em casa porque tinha ido sozinho a uma festa de réveillon. Sua ausência se tornou uma constante. Depois que os primeiros filhos nasceram, vovó Dirce ficava no portão esperando o marido voltar, mas ele nunca chegava. No Carnaval, ele saía na sexta-feira e só voltava na quarta de cinzas. Minha avó tinha que passar o terno de linho para ele sair, sempre arrumado e elegante, enquanto ela ficava em casa com as crianças.

Todos viam minha avó como uma pessoa seca, que não demonstrava emoções, mas ela não nasceu assim: foram as desilusões que a transformaram. Além de cuidar da casa e dos filhos, trabalhava como costureira, ofício que aprendeu com o pai, meu bisavô Francisco. Foi minha avó que costurou o lindo vestido que minha mãe usou em seu primeiro baile, ao qual foi acompanhada por meu avô, que era muito vaidoso.

Euclice teve sua primeira menstruação aos 16 anos. Sem saber o que era, pensou que tivesse se machucado ao subir em uma árvore. Tentou limpar o sangue uma, duas vezes, mas ele não parava de escorrer. Como explicar para a mãe que estava sangrando em uma parte íntima? Chegou em casa chorando, e minha avó a acolheu com carinho. A desinformação sobre o próprio corpo era enorme naquela época, tanto que Euclice acreditou em cegonha até os 14 anos.

~

Como a vida no Ceará estava difícil, em meados dos anos 1950 meu avô e alguns parentes seguiram o destino de tantas famílias nordestinas da época e foram tentar a sorte no Rio de Janeiro, procurando trabalho em carpintaria, pintura e restauração. Quando se estabilizou, Marcolino mandou buscar a família. Minha avó, grávida pela oitava vez, enjoou durante os 20 dias da viagem, balançando mareada na segunda classe de um navio, acompanhada dos filhos.

A chegada ao Rio foi ainda mais traumática do que o trajeto. Como a família era numerosa, precisou ser separada. Meus avós, minha mãe e seus irmãos menores foram morar no bairro do Riachuelo, na casa de uma amiga da família, onde pouco tempo depois nasceu a filha caçula do casal. Os irmãos Edson e Edmilson, já rapazes, foram alojados no porão de uma padaria em Botafogo, onde não havia nada além de um sofá para dormir. Euclice trabalhou bordando bolsas para uma senhora estrangeira, conhecida como Madame Marqueta.

Foram tempos sofridos, até que Marcolino conseguiu alugar uma casa para a família toda, no topo de uma ladeira no bairro do Catete, na rua Orlando Rangel. A casa tinha uma área externa grande, com piso de pastilhas brancas em formato de losango, com miolos pretos. Esse foi o local onde toda a família se reunia, e eu cheguei a frequentá-lo. Havia uma sala, os quartos e, no canto, uma escada que levava ao ateliê do meu avô e a um viveiro de pássaros – sua paixão por aves, de papagaios a galinhas-d'angola, se manteve por toda a vida. Nessa casa, meus avós decidiram ter mais um filho, e adotaram um menino, Alberto Marcolino, que regulava em idade comigo e meu irmão, e de quem sempre fomos muito próximos.

Vovô Marcolino organizava festas e convidava os primos e amigos, transformando a casa do Catete em um ponto de encontro. Mas, aos poucos, conforme iam ficando mais velhos, os filhos foram se casando e saindo. E a primeira a deixar a casa paterna foi justamente Euclice.

O povo nordestino é conhecido por ser muito acolhedor: se um parente quer estudar ou procurar trabalho no Rio de Janeiro, sempre encontra as portas abertas na casa de um familiar. Foi assim que José Alves Sobrinho, filho de uma das irmãs de Marcolino, chegou ao Rio e foi morar na casa do tio, no Catete. Ele era um jovem sério e trabalhador, tinha um emprego na Sears, ajudava a fazer as compras e levava o almoço de domingo. Foi nessa convivência que começou um flerte com sua prima Euclice, que logo evoluiu para algo mais sério.

O namoro entre os primos incomodou meu avô e meus tios, que não aceitavam a situação. Euclice passou a ser constantemente vigiada. De uma hora para outra perdeu a liberdade e não podia mais sair sozinha, precisando estar sempre acompanhada por um dos irmãos. Mesmo em casa a situação era complicada, porque, afinal, os dois namorados eram primos morando sob o mesmo teto.

Um dia José apareceu com a aliança para pedir Euclice em casamento. Meu avô não queria permitir, mas não teve coragem de dizer não a um sobrinho, ainda que não tivesse boas condições financeiras e exagerasse na bebida de vez em quando. Ela parecia apaixonada pelo primo, embora nunca tivesse dito isso explicitamente. Talvez fosse uma mistura de amor, amizade e necessidade de sair de casa.

Mamãe se casou aos 23 anos, em 1957. Ela costurou o próprio vestido de noiva, com a ajuda da minha avó. Juntas, também fizeram o bolo, e minhas tias prepararam os salgados e os docinhos. Após a cerimônia, houve uma festa na casa do Catete.

José Marcolino não compareceu ao casamento. Deu esse desgosto à filha, que entrou na igreja com seu irmão Edmilson. Indignados, no começo da festa os filhos foram ao quarto conversar com o pai. Ponderaram que Euclice agora estava casada, de aliança no dedo, e que no convite do casamento estava escrito o nome dele, Marcolino. Portanto, o mínimo que a educação exigia era descer e cumprimentar os convidados. Ele concordou e fez questão de marcar sua presença de forma inesquecível: apareceu na festa de bermuda, camiseta e chinelo.

    Dentro da aliança do meu pai estava gravado: Euclice.

CAPÍTULO 3: 2010-2013

Os sinais estavam ali

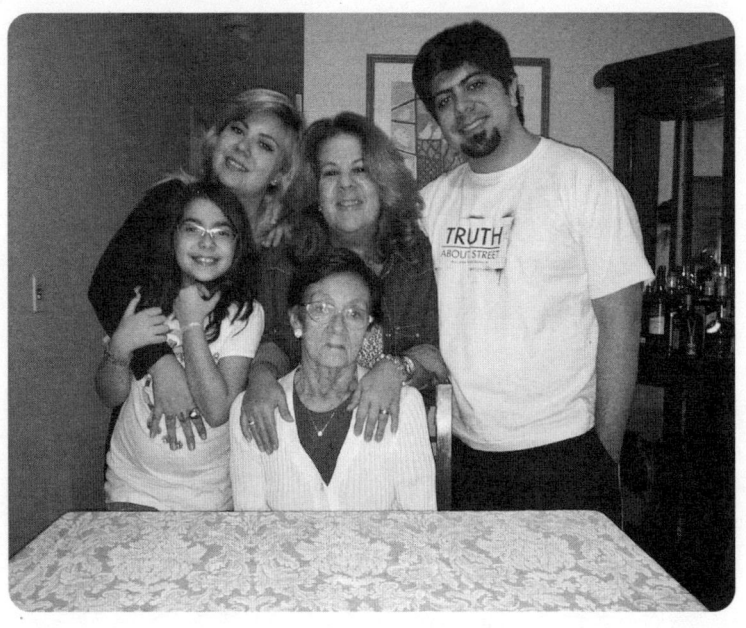

Eu, meus filhos Carol e Ricardo, minha neta Ana Luiza e mamãe – o olhar perdido e o sono constante já eram sinais de Alzheimer que eu custei a enxergar.

No caminho de volta do consultório para casa, nem me lembrei que o mar de Copacabana estava logo ali. Dentro do carro, olhei para a minha mãe, sempre ao meu lado mas ao mesmo tempo distante, sem saber do diagnóstico que tinha acabado de receber. Nunca contei para ela. Para que faria isso? Sentia como se o diagnóstico fosse meu, afinal eu é que teria que lidar com ele dali em diante.

Olhei para as minhas mãos, minhas pernas, meus sapatos, o chão do carro, enquanto meu cérebro reprisava episódios estranhos que minha mãe vinha apresentando, mas que até então eu tinha considerado irrelevantes.

Aos 48 anos, eu trabalhava de segunda a segunda como corretora de imóveis para arcar com as responsabilidades da casa, da minha mãe, dos meus filhos e netos: escola particular, curso de inglês, condomínio – o custo de vida era alto. Acabava ficando ausente, e não percebi os sinais com clareza. Mas minha filha Carol, que naquela época morava conosco, notou que alguma coisa estava diferente no comportamento da avó e já tinha reclamado que ela andava implicante. Segundo Carol, a avó implicava com ela, com a namorada do meu filho, com qualquer um que trabalhasse na nossa casa, com o vizinho... Ela também notou que a avó dera para aceitar troco errado, perder dinheiro ou deixar a comida queimar.

– A vó está estranha, mãe. Hoje não quis fazer nada, ficou deitada a manhã toda.

– É depressão, minha filha.

Aos sábados e domingos eu também trabalhava, mostrando apartamentos, porque corretor não folga no fim de semana. Antes de sair, deixava o almoço adiantado para mamãe terminar, não por achar que ela não tivesse capacidade de cozinhar a refeição sozinha, mas com a intenção de aliviar sua carga de trabalho, que passava a envolver tarefas simples, como preparar o arroz ou fritar um bife.

Nós tínhamos o hábito de comer salada de maionese aos domingos, para a qual eu deixava a batata e a cenoura cortadas em cubos para mamãe cozinhar e misturar. Um dia, quando cheguei, notei que ela havia amassado tudo. Achei esquisito, mas não me fiz de rogada: comemos daquele jeito mesmo. Lembro que meu filho chamou de "purê de maionese".

Em outra ocasião, ela se perdeu na rua. Meu telefone tocou e do outro lado era ela, avisando que estava perdida. Tinha ido a Botafogo visitar minha tia, que morava havia décadas no mesmo endereço. Era um trajeto com o qual ela estava acostumada. Mas naquela vez ela não encontrou o caminho e meu tio foi buscá-la no metrô.

Todos esses sinais passaram despercebidos por mim até

o momento em que fiz uma cirurgia que me obrigou a ficar em casa, de repouso, por um mês. Foi ali que comecei a entender o que a minha filha tinha observado: mamãe estava apática na maior parte do tempo, repetia a mesma coisa várias vezes e tirava muitos cochilos. O sono era o que mais me chamava atenção, porque onde ela se sentava, em dois minutos cochilava.

Além disso, não aceitava nenhum convite para programas em família, como aniversários ou outras comemorações. Eu não forçava. Meus amigos telefonavam, deixavam recado e se queixavam que eu não retornava. Eu perguntava se alguém tinha me ligado, ela dizia que achava que não. Eu não confrontava.

Eu já tinha notado que, ao fazer a lista de compras do mercado, ela passou a comer algumas sílabas das palavras. Mamãe havia sido professora, tinha aquela letra redonda, uma ortografia impecável, e não cometeria erros bobos. Sim, eu observei a escrita precária da minha mãe muito antes de ela apresentar outros sinais de demência. Mas disse a mim mesma que talvez ela estivesse destreinada, já que tinha parado de lecionar havia muitos anos. Tempos depois, uma fonoaudióloga me explicou que o Alzheimer dá sinais na linguagem até 10 ou 15 anos antes do diagnóstico.

Minha mãe entrava no banheiro dizendo que ia tomar banho e saía com a mesma roupa. Usava o mesmo vestido a semana inteira. Eu percebia, mas não falava nada para não causar constrangimento. Não passava pela minha cabeça que pudesse ser sintoma de alguma doença. Afinal, poderia ser mania de gente de idade, preferência pela cor do vestido ou até provocação.

Dentro da nossa rotina familiar, jantávamos juntos e em seguida assistíamos à TV no sofá. Quando chegava a hora dela, mamãe se levantava, dava boa-noite, beijava a minha bochecha e ia para o quarto. Quinze minutos depois, ela voltava a se sentar conosco no sofá. Eu pensava que ela havia perdido o sono. Ficava mais um pouco, até que se levantava de novo, dava boa-noite, um beijo no meu rosto e caminhava para o quarto. Eu nunca tinha visto aquela situação como problemática, até porque gostava de aproveitar os beijos que ganhava. Só fui ligar os fatos depois do diagnóstico.

Ou seja, os sinais estavam ali, mas faltava informação para que eu entendesse o que estava acontecendo. Repassando tudo isso enquanto olhava para o mar de Copacabana sem vê-lo, a minha visão sobre aqueles acontecimentos foi se transformando, e alguns comportamentos que eu considerava estranhos, sem nunca antes ter cogitado a hipótese de ser demência, fortaleciam o diagnóstico de Alzheimer.

Verdade seja dita, hoje em dia é bastante claro para mim que eu fiz algo que muita gente também faz: me recusei a ver os sinais.

Isso é mais comum do que se pensa. Vejo muitos casos em que fica evidente que uma pessoa idosa está entrando na fase moderada de demência, mas os familiares preferem outra explicação: "ela tem esquecimentos, mas é lúcida" ou "ele tem essas manias, são coisas da idade". Eu mesma achava que a minha mãe fosse apenas distraída.

Relutar em enxergar o óbvio é compreensível. O Alzheimer é uma doença progressiva e irreversível. É natural que ninguém queira entrar nesse caminho sem volta.

Algo similar aconteceu com o meu neto Théo, segundo filho da Carol. Todo dia, na hora em que a minha filha chegava do trabalho, ele nem sequer olhava para ela. Carol pensava que o filho não gostasse dela, mas eu já imaginava que ele podia estar no espectro autista. Mesmo tendo quase certeza, não tinha coragem de levantar essa hipótese.

Théo foi um bebê que chorava desesperadamente, não havia o que fazer. A gente mal saía com ele, que tinha sensibilidade à luz do sol e não queria pisar no chão de terra da pracinha nem na areia da praia. Eu notava que meu neto tinha um olhar diferente, mas preferia não comentar sobre isso com ninguém. Na verdade, era algo que eu não assumia nem para mim mesma, por medo de estar certa. Calada, eu via o Théo virar um carrinho de cabeça para baixo para brincar com as rodinhas; também via quando ele ficava um tempão simplesmente rodando canetas, e não era segredo que ele tinha um atraso na fala.

Eu sabia que seria importante começar a tratar o quanto antes, então segui a orientação de um pediatra e o levei a uma neuropediatra quando ele ia completar 2 anos. Naquela consulta veio o diagnóstico de autismo.

Então, na minha casa era assim: minha mãe com Alzheimer e meu neto com autismo. Eu ainda não tinha noção da gravidade nem podia imaginar o que ia acontecer no futuro. Afinal, apesar de um ou outro deslize, mamãe ainda tinha autonomia, tomava banho e cozinhava sozinha. Saíamos os três juntos – essa era a nossa vida normal. De manhã, pracinha. De tarde, hospital da Rede SARAH.

~

Na consulta em Copacabana que culminou com o diagnóstico, o médico tinha feito um teste clássico, chamado Mini-Exame do Estado Mental (MEEM), que é um questionário usado por psicólogos e neurologistas para rastrear perdas cognitivas. Há casos em que aquelas perguntas bastam para identificar a doença de Alzheimer, porque fica evidente que o paciente tem algum tipo de demência. Muitos médicos nem se aprofundam em outros exames.

O envelhecimento faz com que o cérebro encolha, de modo que é esperado que a pessoa idosa tenha o cérebro diminuído, e alguns exames de imagem mostram quando há áreas comprometidas. No caso de Euclice, faríamos uma ressonância para ver se ela apresentava alguma outra demência, uma vez que existem casos mistos de Alzheimer com demência vascular.

Nunca voltei ao consultório daquele neurologista, porque a consulta era muito cara e eu não tinha dinheiro. Em vez disso, inscrevi mamãe na Rede SARAH, que é referência em tratamento neurológico. Os hospitais da Rede SARAH são muito disputados por serem gratuitos e oferecerem atendimento de primeiro mundo. Ali tem tudo: fisioterapia, terapia ocupacional, fonoaudiologia, nutricionista, todos os exames – tudo isso sem custo para o paciente.

Na época, a triagem começava por uma ligação telefônica. Fui orientada a não contar que já existia um diagnóstico. Então, quando me perguntaram, citei apenas os comportamentos que ela apresentava. Fiz a inscrição e entrei na fila. Durante a espera, continuei com a medicação prescrita pelo neurologista de Copacabana. Na verdade, as coisas ainda estavam bem e foi um começo tranquilo, na medida do possível.

Resolvi me desligar da imobiliária onde trabalhava e me tornei corretora autônoma, pois assim teria maior flexibilidade de horário e poderia me dedicar aos cuidados e compromissos médicos de mamãe. Quando precisava mostrar um imóvel, eu a levava comigo. Às vezes corria tudo bem, mas havia ocasiões em que ela não aceitava sair do carro, e eu era obrigada a avisar ao cliente que, por conta de um problema neurológico, ela não podia ficar sozinha. Nessa época, eu ainda não usava o termo Alzheimer, por achar que o cliente poderia não gostar. Ou talvez eu ainda não tivesse digerido a ideia.

Depois de alguns meses trabalhando dessa forma, vi que não dava mais e encerrei minha carreira imobiliária, o que significa dizer que saí do mercado de trabalho antes da hora. Comecei então a procurar outras fontes de renda que pudesse conciliar com os cuidados cada vez maiores que mamãe e Théo exigiam. Primeiro fiz bolos para vender. Descobri uma receita deliciosa de "bolinho fit" na internet: banana, aveia, óleo, passas e ovos, sem açúcar nem farinha, assado na forma de bolo inglês e incrementado com damasco, amêndoas e outras frutas secas. Eu colocava em um saquinho transparente, amarrava com lacinho de sisal, enfeitava com ramo de flor seca e ainda acrescentava uma faquinha descartável. Anunciava no Facebook, assava à noite e entregava no dia seguinte. Além disso, também dei aulas de alfabetização e reforço para Ensino Fundamental, em casa, para pequenas turmas de alunos de manhã e à tarde.

Em paralelo, levava Théo para a terapia duas vezes por semana na Ilha do Governador. Mamãe, é claro, ia conosco. Eu dirigia rezando para ter vaga em frente ao consultório, porque estacionar longe e ter que andar com Théo e minha mãe, correndo o risco de que um dos dois quisesse escapar, era assustador. Mas sou muito abençoada e grata, porque nessa época tão difícil tudo conspirou a favor. Eu ia pensando "vai ter vaga, vai ter vaga"... e tinha.

Théo começou a fazer o tratamento com o Método Padovan de Reorganização Neurofuncional, que é incrível e deu excelente resultado. Ele deslanchou. Desenvolveu-se rápido, começou a falar, foi para a escola, aprendeu a comer sozinho e se tornou um autista nível 1 (o mais brando), bastante funcional. Ele ainda tem questões sensoriais e auditivas, além de seletividade alimentar (come todo dia a mesma coisa), mas seu progresso foi notável.

Uma vez, na sala de espera da terapia do Théo, um menino saiu do consultório, foi direto até a minha mãe e, sem mais nem menos, deu-lhe um tapa. O que ela fez? Revidou. Imediatamente pedi milhões de desculpas e por sorte a mãe do menino foi compreensiva. "São duas crianças", disse ela. E, de qualquer forma, eu não tinha escolha. Precisava levá-la comigo.

Houve outras situações em que a reação das pessoas foi menos empática, o que me fez perceber que muitos não estão preparados para lidar com uma pessoa com Alzheimer. Uma vez estávamos na pracinha com Théo quando notei que algumas mulheres estavam olhando para a minha mãe, fazendo comentários, depois desviavam o olhar para mim. Achei melhor me aproximar e perguntar o que tinha acontecido.

– Sua mãe bateu em uma criança.

Foi um susto. Pedi desculpas, expliquei que ela sofria da doença de Alzheimer, que não tinha feito por maldade, etc. Mas nada adiantou, e elas sugeriram que mamãe não voltasse a frequentar a pracinha. Eu ouvi aquela frase como uma sentença de exclusão: queriam trancar uma pessoa idosa doente em casa. Com muita calma, respondi:

– Vou redobrar os cuidados, mas ela vai continuar vindo, sim.

Acredito que o preconceito contra o Alzheimer se deva à falta de informação. Antigamente a doença era chamada de mal de Alzheimer. Isso mudou, felizmente, e hoje o termo correto é doença de Alzheimer. Cuidados como a nomenclatura podem contribuir para que haja menos má vontade com uma pessoa que tem uma doença incurável e não deve ser sentenciada a ficar dentro de casa até a morte.

~

Naquela época, meu maior medo era não ter recursos suficientes para cuidar da mamãe. Ficava imaginando que, quando precisasse, teria que levá-la para um hospital público onde ela ficaria sentada num corredor sem ter atendimento adequado. Essa imagem tão negativa do sistema público de saúde era fruto do meu desconhecimento do assunto. Seis meses depois do primeiro contato com a Rede SARAH, recebi um telefonema para marcação de consulta com um geriatra. O médico pediu exames de imagem e avaliação física, que foi feita de forma muito completa. Analisaram a marcha dela, filmaram como ela andava, sentava, levantava. De dois em dois meses havia uma consulta de acompanhamento. Eu mal podia acreditar. Fiquei encantada e aliviada por ter conseguido tratamento gratuito em um hospital de referência mantido por recursos públicos.

Nos três primeiros anos depois do diagnóstico, posso dizer que aproveitei a companhia da minha mãe. Decidi proporcionar a ela tudo que eu pudesse. Eu ganhava um dinheiro aqui, outro ali, e desfrutava com ela muitas coisas boas que não eram pagas. Todo dia caminhávamos na praia, por exemplo. Também íamos ao cinema, ao teatro e a shows de vez em quando. Tudo isso fazia com que ela ficasse feliz, o que eu comprovava em seu olhar. Embora eu e ela tenhamos morado juntas a minha vida inteira, a relação entre nós duas sempre havia sido formal, protocolar até. O Alzheimer abriu a possibilidade de essa relação se tornar amorosa, como deve ser.

Apesar dos esquecimentos e da apatia, ela estava comigo o tempo todo. Éramos companheiras, dividindo os dias e até as tarefas domésticas: eu lavava e ela enxugava. Quando recebemos o diagnóstico, eu não sabia de fato do que se tratava. Sabia apenas que mamãe ia esquecer, por exemplo, o nome das pessoas, e se tornaria aquilo que antigamente chamávamos de uma velha caduca, esclerosada ou gagá.

Eu pensava que minha mãe tinha uma doença degenerativa, que aos poucos ia esquecer de tudo e no final ficaria acamada, vivendo como um vegetal. Sim, apenas isso já soa triste, mas o Alzheimer vai além. Os comportamentos se alteram e a pessoa vai perdendo a autonomia e o controle sobre a mente e sobre o próprio corpo.

Chegou o momento em que ela passou a fazer as necessidades no lugar errado. Era dia das mães. Quando acordei, tinha cocô pela casa inteira.

Fique atento aos sinais

Demorei muito a notar os primeiros sinais de Alzheimer da minha mãe. A correria do dia a dia, combinada à resistência em admitir que havia alguma coisa errada, me fez perder um tempo precioso. Alguns sintomas podem se apresentar até dez anos antes do diagnóstico. Fique atento.

Veja a seguir alguns dos indicativos mais comuns de manifestação do Alzheimer.

- **Perda de memória recente:** Esquecimento de eventos que acabaram de acontecer ou de informações recém-adquiridas. Pode incluir a incapacidade de lembrar conversas ou atividades recentes, fazendo com que a pessoa pergunte repetidamente as mesmas coisas.

- **Dificuldade em planejar ou resolver problemas:** Confusão diante da necessidade de seguir uma sequência de etapas, como por exemplo uma receita, e dificuldade para lidar com números ou administrar contas.

- **Desorientação no tempo e no espaço:** A pessoa pode se perder em locais conhecidos, esquecer datas importantes ou até confundir a passagem do tempo. É comum perder-se mesmo em ambientes familiares.

- **Dificuldade para realizar tarefas cotidianas:** Problemas em realizar tarefas do dia a dia que antes eram feitas com facilidade, como cozinhar, fazer compras ou gerenciar um orçamento.

- **Problemas de linguagem:** Dificuldade em seguir ou participar de uma conversa. A pessoa pode repetir-se ou parar no meio de uma frase sem saber como continuar. Esquecer palavras ou substituí-las de forma inadequada também é comum.

- **Perda de objetos e incapacidade de retraçar os passos:** Colocar objetos em lugares incomuns e não ser capaz de refazer os passos para encontrá-los. Isso pode levar a acusações de roubo quando os itens não são encontrados.

- **Comprometimento do juízo:** Tomar decisões inadequadas ou pouco sensatas. Pode incluir dar grandes somas de dinheiro a pessoas desconhecidas ou ser menos cuidadoso com a higiene pessoal.

- **Afastamento do trabalho ou de atividades sociais:** Evitar participar de passatempos, atividades sociais, projetos no trabalho ou esportes. Pode ter dificuldade em acompanhar seu time favorito ou esquecer como fazer uma atividade que sempre foi seu hobby.

- **Mudanças de humor e personalidade:** A pessoa pode se tornar confusa, desconfiada, deprimida, medrosa ou ansiosa. Pode se sentir facilmente irritada em casa, no trabalho, com amigos ou em lugares onde está fora de sua zona de conforto.

- **Apatia e perda de iniciativa:** Perda da iniciativa, passividade, desânimo, apatia e necessidade de mais estímulos para participar de atividades.

Esses sintomas podem variar em intensidade e frequência, mas sua persistência é um indicativo importante de que algo está errado. A identificação precoce desses sinais pode levar a um diagnóstico antecipado, permitindo uma melhor gestão da doença.

CAPÍTULO 4: 1958-1971

Uma pessoa frágil

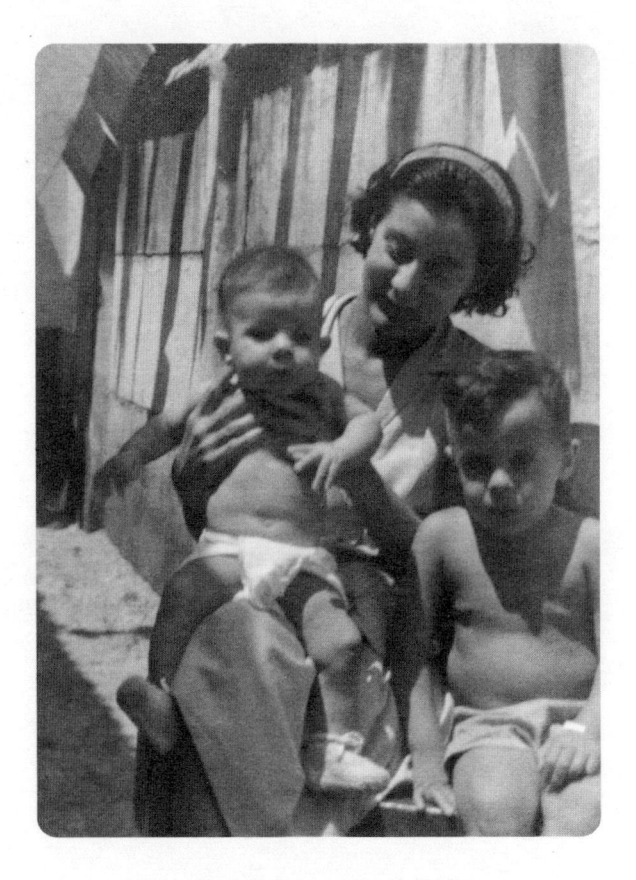

*Mamãe em sua casa em Cascadura,
com os dois filhos pequenos.*

Depois do casamento, meus pais tentaram ficar perto da família, na Zona Sul, mas os imóveis que cabiam no orçamento eram pequenos demais. Como eles procuravam uma casa mais ampla, acabaram encontrando o que queriam e podiam pagar no bairro de Cascadura. Minha mãe preferiu morar em uma casa com sala, quarto e banheiro no subúrbio a ficar em uma quitinete na Zona Sul. A família protestou, dizendo que meu pai estava levando minha mãe para morar "nos cafundós", mas todos tiveram que engolir a decisão do jovem casal.

Mamãe saiu da casa do Catete, deixando o núcleo familiar de dezenas de pessoas, para começar uma nova vida, apenas ela e meu pai, no subúrbio. Não há dúvidas de que ela sofreu com isso, mas, como sempre, sem reclamar. Euclice era considerada pela família uma pessoa frágil, com tendências depressivas. Na época não se usava o termo "depressão", falava-se em "distimia" ou, mais vagamente, que alguém era "doente dos nervos". Com 20 e poucos anos, minha mãe já conhecia os remédios controlados. É difícil medir os efeitos que, ao longo dos anos, eles tiveram em sua saúde mental.

Em Cascadura, o casal engravidou do primeiro filho, e perdeu o bebê. A segunda gravidez também não vingou. Finalmente, na terceira tentativa, a gestação foi a termo, e em 1959 nasceu meu irmão, Rogério. Foi o primeiro bebê da família inteira, esperado por todos, o primeiro sobrinho, o primeiro neto.

Como mamãe "sofria dos nervos", passou a ir com o neném para a casa do Catete, onde tinha uma ampla rede de apoio. Rogério passava o dia de colo em colo, entre tias e tios, avós e outros parentes. Quando mãe e filho voltavam para Cascadura, claro que ele não queria ficar no berço. A conclusão a que chegaram foi que ele havia ficado mal-acostumado e por isso tinha se tornado um bebê mimado. Portanto, ela jurou que, se tivesse outro filho, ninguém o pegaria no colo.

Dois anos depois, eu nasci.

Com dois bebês, a vida ficou consideravelmente mais difícil para os meus pais. Era trabalhoso ir para a casa do Catete, meu pai tinha saído do emprego e, para completar, eu tive giardíase quando ainda era bem pequena. Como esse tipo de infecção está diretamente associada a sujeira, alimentos contaminados e condições sanitárias precárias, mamãe ficou obcecada por limpeza e fervia tudo que eu fosse tocar.

Cumprindo sua promessa de que seu segundo filho não seria "manhoso" por causa de excesso de colo, passei os três primeiros anos de vida praticamente sem sair de dentro do berço. Eu não ia para o chão para não pegar giárdia de novo, nem ia para o colo para não ficar manhosa.

Meu berço tinha sido da minha tia Rosa, depois do meu

irmão e enfim passou para mim. Quando nasceu mais um neném na família, ficou decidido que meu berço iria embora, sem que ninguém perguntasse a minha opinião. A coisa foi feita sem qualquer preocupação com o que poderia representar, para mim, perder aquele espaço tão familiar e seguro. Eu estava dormindo, quando fui acordada e avisada de que o meu berço iria para outra criança. Em seguida, vi o berço saindo pela janela. Aquilo cortou meu coração, mas me disseram que eu não tinha o direito de reclamar, afinal havia alguém que precisava do berço mais do que eu.

Na dança de camas da família, a do meu irmão veio para mim. Ela não tinha grade, seu colchão de palha pinicava e me dava a sensação de que furava o lençol. Eu chorava toda noite antes de dormir, me sentindo tonta, desamparada, sem alguém que me confortasse.

Mais ou menos na mesma época, sofri outra perda: a mamadeira. Meu irmão usou a sua até os 7 anos. Quando minha mãe resolveu tirar a dele, achou boa ideia tirar a minha também, mesmo eu sendo mais nova. Claro que não aceitei.

– Ele já vai para a escola e eu não vou, sou pequena, quero o meu mamá.

Minha revolta não adiantou nada. Tive que passar a tomar leite no copo e, pior, com nata! Eu quase vomitava, mas o chinelo ficava logo ao lado. Aí vinha o choro do meu irmão e eu chorava junto. Era o drama diário do leite no copo. Rogério ficou com nojo de nata pelo resto da vida. Eu fiquei malandra e aprendi a tirar a nata com a mão sem que ninguém percebesse, o que me trouxe um grande benefício: finalmente fui considerada um bom exemplo. Até então, nada que eu fazia era bom, só meu irmão fazia tudo certo e era melhor do que eu em tudo. Mas agora o que eu ouvia era música para os meus ouvidos:

– Olha que beleza a sua irmã, já bebeu o leite dela!

As perdas do berço e da mamadeira foram muito sentidas, tanto que até hoje me lembro do sofrimento que me causaram, apesar da minha pouca idade na época em que aconteceram.

∼

Meu pai conseguiu comprar um apartamento em um conjunto habitacional, através de um financiamento. Quando ficaram prontos, os prédios foram invadidos, uma situação que se arrastou por cerca de três anos. Um dia, enquanto voltava do trabalho de trem, meu pai ouviu no rádio que a polícia tinha retirado os invasores e que os proprietários dos apartamentos precisavam ir o mais rápido possível para o local, para garantir a posse dos imóveis. Resultado: meu pai simplesmente não voltou para casa e ficou três dias dentro do apartamento, sem nos avisar. Mamãe entrou em desespero, é lógico. Sozinha com dois filhos pequenos, ela ficou por três dias imaginando os motivos que teriam feito com que ele sumisse – nenhum agradável –, até que meu padrinho soube da notícia da retirada dos invasores e resolveu ir até lá à procura do meu pai.

O conjunto habitacional ficava na Estrada da Água Grande, em Vista Alegre – o bairro que ficou marcado na memória da minha mãe tantas décadas depois –, e era formado por quarenta prédios de quatro andares, cada andar com quatro apartamentos de três quartos e 90m². Foi ali que vivi até os 35 anos. Meu padrinho tinha um caminhão e nos ajudou a fazer a mudança. Quando chegamos, o apartamento estava no osso, meus pais precisaram comprar tudo e, como mamãe era caprichosa, ficou muito arrumadinho.

Eu tinha o meu quarto e Rogério, o dele. Dormir sozinha não era um problema para mim, mas meu irmão era mais assustado, tinha medo de fantasma. Como a gente se dava muito bem, um ia para o quarto do outro e acabávamos dormindo juntos.

Meu pai saía de manhã e voltava à noite, às vezes bem tarde. Quando a Sears fechou as portas, ele ficou desempregado. Até que um cliente, que era diretor do posto de saúde de Caxias, arranjou uma vaga para ele lá, no setor de telefonia: era ele quem procurava vagas nos hospitais, organizava as transferências e fazia a rota das ambulâncias. Meu pai ficava ausente porque não aproveitava nem as folgas: ele sempre queria pegar mais plantões para ganhar mais dinheiro e garantir o nosso sustento.

Embora nunca tenha havido uma briga entre os dois, meu avô não agia com meu pai da mesma forma como tratava os outros genros. Meu pai o respeitava como tio e como sogro, portanto preferia deixar para lá e não arrumar confusão, mas minha mãe guardava no peito uma tristeza enorme por ver que eles eram tratados de um jeito diferente. Provavelmente a dor da rejeição com a objeção do pai ao casamento foi aumentando ao longo dos anos.

Meus avós saíram do Catete e se mudaram para uma casa na Praça Mauá antes de irem para um apartamento na rua Alzira Cortes, em Botafogo. Na mesma época, meu avô montou um ateliê na rua Djalma Ulrich, em Copacabana, onde passou a fazer restaurações em prata e porcelana, além de pinturas que eram verdadeiras obras de arte. Ele também restaurou igrejas e pintava santas. O ateliê, chamado Sótão Restaurações, se manteve por décadas, até a aposentadoria dos meus dois tios, durante a pandemia de covid-19.

Todo domingo tinha almoço na casa da vovó. Era aquela reunião tradicional da família, e eu me lembro de escutar comentários sobre o meu pai passar do ponto na bebida, sobre nós morarmos no subúrbio e eu, estudando em escola pública, não ter futuro.

Na família, o nosso núcleo era o que tinha menos recursos, mas eu não me via como uma pessoa pobre. Ao contrário, entre os 6 e os 10 anos eu achava que era rica, porque tinha tudo de primeira: lápis de cor, mochila, uniforme. No Natal, ganhava boneca e meu sapato era de verniz. Nada disso cabia no bolso do meu pai, e eu só tinha essas coisas porque a família contribuía, mas desse detalhe eu não sabia.

Aos poucos fui entendendo que os muitos vestidos que eu tinha eram costurados por minha mãe a partir de cortes de fazenda que meu padrinho dava; que o anel e o cordão de ouro de que eu tanto gostava não tinham sido comprados pelo meu pai, e sim por outro parente; que a minha querida boneca Beijoca tinha sido dada por minha tia, que trabalhava nas Lojas Americanas e conseguia tirar a preço de custo.

Na escola, além da merenda gratuita, havia uma lanchonete em que os alunos podiam comprar outros lanches. Eu queria tomar uma Coca-Cola no recreio, pedia o dinheiro, mas meu pai não tinha. Comecei a enxergar a realidade com uns 10 anos e descobri que, de fato, éramos pobres.

Alguns dos meus primos estudavam em escola particular, mas eu e Rogério sempre fomos de escola pública. Ele estudava no Pedro II no Humaitá e eu, na Escola Municipal Adlai Stevenson, em Vista Alegre. Quando chegou a época do Ensino Médio, para tristeza da minha mãe, me recusei a fazer prova para o Pedro II, porque não queria passar o aperto que via meu irmão passar: ele almoçava às dez da manhã para pegar o ônibus, que demorava uma eternidade entre Vista Alegre e Humaitá (são cerca de 30 quilômetros de distância), e, na volta da escola, só chegava em casa às sete da noite. Fiquei na Escola Heitor Lira, na rua Cuba, no bairro da Penha, de onde guardo boas lembranças e alguns amigos.

Mamãe era exigente com o nosso desempenho escolar; queria nota 10, mas eu não conseguia, porque tinha preguiça e dificuldade de me concentrar. Eu era uma aluna regular, costumava tirar nota 7, que era a média. Não estudava muito, apenas o suficiente para passar, o que para minha mãe era o fim. Segundo ela, minhas notas eram uma vergonha.

A nossa casa vivia cheia de crianças, porque mamãe dava aulas de reforço – ela era o que hoje em dia se chama de "explicadora". Começou com poucos alunos e foi crescendo. As aulas aconteciam em uma mesa de madeira que tinha sido do meu avô, à qual era possível acrescentar duas tábuas que ficavam guardadas no meio, aumentando o espaço para oito lugares. Mamãe ficava na cabeceira e as crianças ao redor, em dois turnos – de manhã e à tarde. Era concorrido e tinha fila de espera.

Eu percebia que ela era um doce com todas as crianças, inclusive e especialmente com o meu irmão. Menos comigo.

CAPÍTULO 5: 2014

Para diminuir o sofrimento

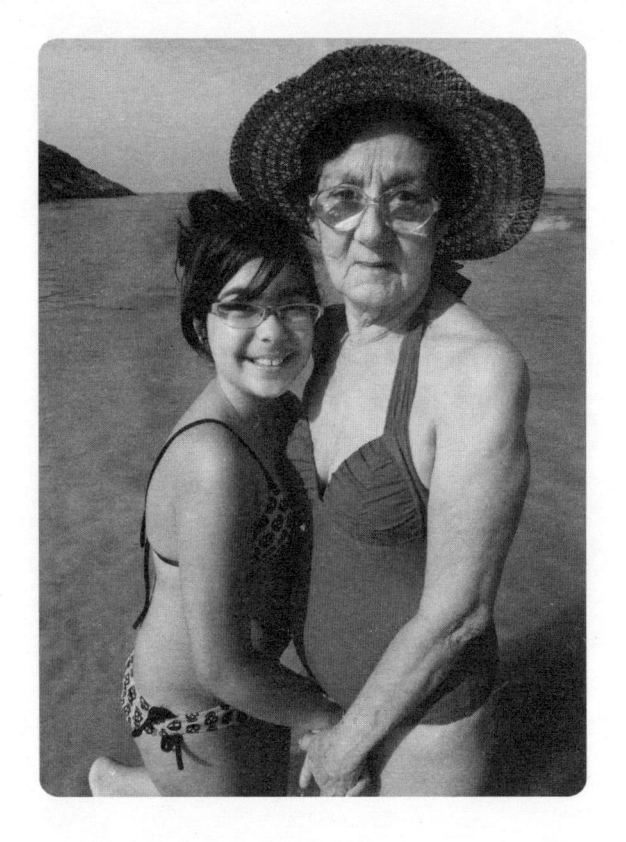

Mamãe e sua bisneta Ana Luiza na praia, um dos programas preferidos nos anos que se seguiram ao diagnóstico.

Lidar com a doença ficou muito mais difícil quando mamãe perdeu a autonomia no banho e o controle do esfíncter. No começo, ela não fazia as necessidades na roupa, e sim no chão – o que significa que abaixava a calça para urinar em qualquer lugar. A mesma coisa com o número dois.

Lá em casa, todo mundo estudava e trabalhava. Meu marido saía às cinco horas da manhã e dizia:

– Amor, tem xixi na porta da frente, vou passar pela cozinha. Depois enxuga para a sua mãe não escorregar.

Lá ia eu, várias vezes por dia. Levantava de manhã procurando onde tinha xixi pela casa. Tentava descobrir os lugares preferidos dela, para deixar um jornal ou plástico, porque o odor da urina humana é muito forte. Eu acordava sentindo aquele cheiro – nem sei se sentia mesmo ou se era memória olfativa. Passava pano, esfregava, enxugava, mas o odor permanecia. Decidi que ia lavar o taco como se fosse cerâmica, com detergente e água sanitária, e obviamente destruí o piso.

Depois passei a encontrar cocô dentro de armários e gavetas, mas ainda não era hora de botar fralda, porque, se ela arriava a calça, faria o mesmo com a fralda. Era um desgaste muito grande, além de um trabalho ingrato.

Foi num dia das mães, na hora de limpar a sujeira que Euclice tinha feito na casa, que percebi que, além de mãe dos meus filhos, eu também tinha me tornado mãe da minha mãe. Com uma diferença: as fases pelas quais meus filhos passavam eram rumo à autonomia; já as fases da minha mãe caminhavam para a total dependência.

Naquele fatídico segundo domingo de maio, com a casa toda suja de cocô, eu não sabia nem por onde começar. Tenho certeza de que minha filha teria me ajudado se eu tivesse pedido, mas optei por não acordá-la porque, na minha cabeça, aquilo era meu e de mais ninguém. Além da raiva e da frustração, eu me sentia injustiçada, azarada, explorada.

Ao mesmo tempo, estar diante daquele cenário escatológico era encarar o Alzheimer de frente, sabendo que lutar contra a doença seria uma tarefa inglória. Para conseguir seguir adiante, eu precisava aceitá-la e assim me adaptar à nova realidade, ciente de que a única coisa que eu poderia mudar em relação ao diagnóstico era a minha própria atitude.

Pedi ao meu marido que fosse dar uma volta.

– Vai comprar pão e demora um pouco mais – disse a ele.

Em seguida, respirei fundo, arregacei as mangas e fui à luta.

Primeiro limpei minha mãe todinha. Só quem já limpou um adulto com demência sabe a guerra que é. Ela não foi nada cooperativa, muito pelo contrário: ficou brava e agressiva, dizia que estava limpa e se debatia. Após limpá-la, tive que me limpar também, porque acabou respingando em mim, nos dedos, no braço, no cabelo. Em seguida fui limpar a casa, parede, chão, tudo.

Terminada a limpeza, ainda tinha que fazer o almoço do dia das mães. Cortando os legumes para a maionese, com os olhos cheios de lágrimas de raiva, frustração e tristeza, eu repetia para mim mesma que ninguém tinha culpa de nada. Disse várias vezes que não era culpa da minha mãe, tentando me convencer. Cozinhando a batata, repetia: é a vida, é a força do imponderável. Quando o almoço ficou pronto, organizei a cozinha e fui me arrumar.

Naquele dia, algo muito importante mudou na minha forma de pensar. Entendi que a aceitação da doença é a base para diminuir o sofrimento.

Se fez, fez; vamos resolver. Percebi que na verdade não era difícil, eu conseguia limpar a casa em menos de dez minutos. Bastava criar um método. Luva, saco plástico, pano de chão, desinfetante e balde. Parei de me achar a maior sofredora do mundo ou de ter pena de mim mesma e resolvi que daria um jeito de lidar melhor com os desafios da doença. A carga de trabalho não diminuiria, mas eu precisava me organizar antecipando as demandas da minha mãe: criar rotinas, escrever o que ia fazer, e até a ordem em que faria cada tarefa. Separei um balde e um pano de chão exclusivamente para aquela finalidade, e deixei a solução de limpeza preparada.

Botei na cabeça que não iria mais me aborrecer. Limpou? Acabou o assunto. Depois, era usar a criatividade para ela aceitar tomar banho. Não adiantava argumentar, porque ela não entendia. Então passei a cantar, o que ajudou. Meu repertório era bastante eclético, ia de Mundo Bita a músicas de louvor a Nossa Senhora.

Passei a observar seu comportamento com mais atenção. Na noite anterior ao dia das mães, ela havia comido muita gordura, embora eu soubesse que não deveria. Aquilo foi um aprendizado para mim e, para o bem de todos, não voltei a oferecer. Eu teria que ficar alerta. Se notasse que ela estava rondando, dava um jeito de distraí-la e levava ao banheiro – exatamente como fazemos com uma criança que começa a ficar agitada porque está apertada. Estruturei melhor a nossa rotina, sem deixar de reservar tempo para o lazer. Organizando, consegui dar conta.

Quando estava tudo no esquema, a fase mudou novamente, fazendo com que eu tivesse que rever as rotinas e me readaptar ao que estava por vir. No Alzheimer, passar para a fase seguinte não quer dizer que o paciente tenha melhorado. Na verdade, é o contrário, já que a doença é degenerativa e só piora. Agora minha mãe tinha perdido mais uma autonomia: a de abaixar as calças.

Eu trocava a roupa de cama todos os dias. De manhã tinha que dar banho nela, mas ela resistia, alegando que não precisava. Eu cantava "Nossa Senhora", Bita, "Parabéns a você", qualquer coisa; precisava inventar uma forma de convencê-la a tomar banho. Falava que a roupa estava molhada, sem dizer que era xixi, para ela não ficar constrangida. Mesmo assim ela brigava comigo e era um custo convencê-la a trocar. Às vezes ficava tão difícil que eu me afastava, dava um tempo, e depois voltava com outra abordagem, até ela aceitar. Ela já havia esquecido o que tinha acabado de acontecer e eu podia inventar outra história – ou repetir a mesma. Não fazia diferença, ela não lembrava mesmo.

A nova fase permitiu que eu introduzisse a fralda. Aumentou um custo, sem dúvida, mas foi um grande alívio para mim. Primeiro, tive que elaborar uma maneira de convencê-la a usar. Comprei fraldas de vestir, do tipo *pants*, que parecem calcinhas, porque não queria usar a palavra fralda. Tirei do pacote e apresentei a ela como se fosse uma grande novidade.

– Você não sabe a última moda – disse para ela na maior empolgação. – Agora é tudo descartável! Comprei para mim e para você.

Vesti uma fralda e mostrei para ela, como quem exibe uma invenção maravilhosa.

– A gente usa, depois tira e joga fora. Olha que ótimo! Experimenta a sua para eu ver.

Deu certo. Desfilamos de fralda, juntas.

Então, tirei todas as calcinhas da gaveta dela e enfileirei as fraldas, arrumadinhas. Só então pude trocar o piso da minha casa. Por precaução, botei um vinílico.

~

A aceitação é um passo fundamental na convivência com um doente de Alzheimer, pois facilita a adaptação às novas realidades impostas pela doença. Inicialmente, a aceitação do diagnóstico pode ser um processo doloroso e desafiador tanto para o paciente quanto para os familiares. Enfrentar a negação e o choque inicial é crucial para começar a buscar as ajudas necessárias e entender melhor a doença. Nesse sentido, procurar apoio e informações adequadas ameniza o impacto emocional e fornece uma base sólida para lidar com os desafios diários.

Aceitar os fatos como eles são também significa não se vitimizar e não se sentir a pessoa mais injustiçada do mundo.

Manter a paciência é outra chave essencial no cuidado de pessoas com Alzheimer. Não é fácil. À medida que a doença progride, os comportamentos e as capacidades cognitivas do doente mudam, e isso exige uma dose enorme de paciência por parte dos cuidadores. Entenda a paciência como uma habilidade que se desenvolve. Se você se acha impaciente, pratique a paciência. Será um ganho na sua vida como um todo, e não apenas na convivência com o Alzheimer.

Outra coisa que não posso deixar de mencionar é a importância do bom humor na vida de quem cuida de uma pessoa com Alzheimer. Criar um ambiente positivo pode aliviar a tensão e o estresse tanto para o paciente quanto para os cuidadores. Acredito que esse seja um dos pontos que mais levam seguidores aos meus canais: ver o Alzheimer cercado de riso, brincadeira, música, descontração. O riso e a leveza podem servir como poderosas ferramentas para enfrentar os momentos difíceis, proporcionando alívio emocional e fortalecendo os laços afetivos.

Além disso, dentro do processo de aceitação, a formação de uma rede de apoio é indispensável. Participar de grupos de suporte (presenciais ou virtuais), compartilhar experiências e obter conselhos de outros que estão na mesma situação é extremamente benéfico. Essa rede oferece não só apoio emocional, mas também recursos e informações práticas para enfrentar os obstáculos do dia a dia. A aceitação e a compreensão mútua dentro dessa rede promovem um senso de comunidade e pertencimento essencial para o bem-estar dos cuidadores e dos pacientes.

Compaixão e empatia também são habilidades muito valiosas na convivência com uma pessoa com Alzheimer. Com frequência, o paciente se sente perdido, preocupado, desamparado, ansioso, vulnerável. Quando conseguimos nos conectar emocionalmente, vislumbramos como deve ser difícil estar em uma casa que deveria ser segura e conhecida, mas parece estranha a cada dia, ou tentar falar com carinho e só conseguir se expressar com agressividade. A pessoa não quer agir daquela forma e muitas vezes está fazendo o melhor que pode.

Por fim, a aceitação facilita a adaptação e a resiliência. Entender que a convivência com o Alzheimer exige flexibilidade e ajustes contínuos permite que os cuidadores planejem e adaptem suas estratégias de cuidado de maneira mais eficaz. Aceitar as limitações e focar nas capacidades remanescentes do paciente promove um ambiente de carinho e respeito, o que é essencial para a dignidade e a qualidade de vida do doente.

O Alzheimer faz o paciente perder a autonomia na ordem inversa da que uma criança ganha. Perde-se a capacidade de tomar banho desacompanhado, depois a de comer sozinho, de andar, de sentar sem escorregar, até de sorrir. Sorrir é uma das primeiras habilidades que o bebê adquire, o chamado sorriso social. Espero que a minha mãe nunca pare de sorrir.

Aceitando uma nova realidade

Por Tais Francine de Rezende Mastrantonio
Psicóloga e mestre em gerontologia

A aceitação de um diagnóstico não é um momento, e sim um processo não linear que pode gerar sentimentos controversos. Cada pessoa tem uma forma diferente de lidar com seus sentimentos e de expressá-los. Há os que precisam de um tempo a sós para processar o que está acontecendo. Há os que se negam a falar sobre o assunto e se enfurecem se alguém insiste. Há os que se entristecem ou se desesperam.

Nenhum desses sentimentos é ruim, mas é preciso compreender que há uma relação entre o que fazemos e como nos sentimos. E o que fazemos frente a um diagnóstico de demência é extremamente importante, pois pode influenciar positiva ou negativamente o curso da doença.

A interpretação que temos de uma situação afeta a forma como lidamos com ela e nos sentimos a seu respeito. Algumas vezes o único conhecimento que a pessoa tem sobre as demências está baseado em mitos e estereótipos, em afirmações do tipo "se o filho tivesse percebido antes poderia ter evitado a doença" ou "ter um familiar com demência vai acabar com a sua vida".

Essas crenças, em vez de ajudar, geram culpa, ansiedade e angústia por coisas que talvez até sejam verdade para algumas pessoas, mas que não necessariamente virão a acontecer com todas. Portanto, é preciso ter cuidado com o que (e quem) ouvimos, pois isso afeta a forma como interpretamos a situação, lidamos com ela e nos sentimos em relação ao que estamos vivendo.

O processo de aceitação não necessariamente tem um fim, pois, quando o assunto é demência, estamos sempre sendo convidados a nos adaptar de novo e de novo. Aceitar não é achar que algo é bom; tampouco é cruzar os braços. Aceitar é reconhecer o que está acontecendo, ser capaz de identificar quais sentimentos aquela situação desperta em você e buscar os melhores caminhos para lidar com a nova realidade e se adaptar a ela. Aceitar não é resignar-se; aceitar é adaptar-se.

Durante esse processo, é importante ter paciência consigo mesmo e com outros familiares que estão passando pela mesma circunstância. Cada pessoa tem um tempo e uma forma de lidar com o diagnóstico, e não temos controle sobre como o outro vai reagir. Concentre-se no seu processo de aceitação. Não tenha pressa, mas também não perca tempo.

Embora o processo seja particular de cada um, existem algumas estratégias que, em geral, facilitam este caminho. Buscar conhecimento em fontes seguras, trocar experiências com quem já passou por isso, aprender a selecionar melhor as pessoas com quem irá compartilhar suas vivências e a quem pedirá ajuda são algumas das possibilidades. Em todo caso, se o processo estiver sendo muito difícil, considere procurar apoio psicológico.

Por fim, lembre-se: é possível ter momentos de felicidade e aprender a amar as várias versões de uma pessoa com demência. Há coisas que nem o Alzheimer é capaz de apagar, e o amor é a principal delas.

CAPÍTULO 6: 1974

A passagem secreta

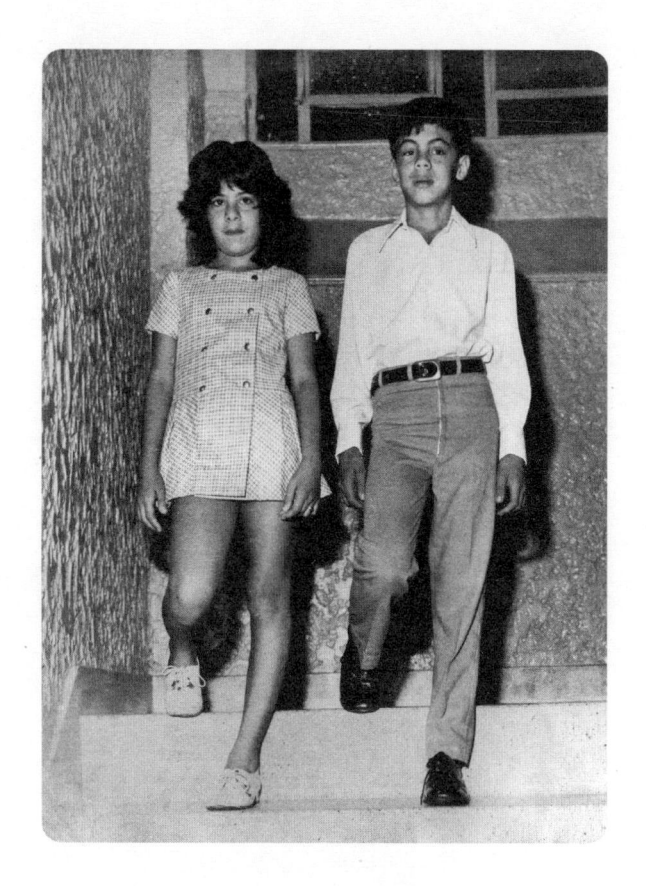

Eu e meu irmão Rogério.

Como sempre acontece entre irmãos, Rogério e eu tínhamos as nossas implicâncias. A diferença é que, no intervalo entre uma briga e outra, ele me via como a sua irmãzinha, enquanto eu o enxergava como um ídolo. E nem tinha como ser diferente. Afinal, ele era um menino bom, que minha mãe amava muito, se destacava na escola que ela havia escolhido e ainda tirava boas notas. Como não amá-lo?

Quando mamãe nos colocava de castigo era assim: tínhamos que ficar sentados cada um numa ponta do sofá, e um não podia encostar no outro, nem invadir seu espaço. Eu esticava o dedo do pé para implicar. Ele fazia a mesma coisa.

– Mãe! O Rogério tocou com o dedo na minha almofada!

A gente ria.

Depois ele pedia um copo d'água. Eu dava. Ele agradecia:

– Obrigado, esparra.

A gente ria.

Pedia para eu apagar a luz. Eu apagava. A mesma coisa:

– Obrigado, esparra.

A gente ria bastante junto.

Eu entrava no quarto dele inventando uma história:

– Você não sabe o que eu descobri: tem uma passagem secreta no meu quarto. Achei um botão que, quando a gente aperta, o chão se abre e aparece uma fábrica de brinquedos.

– Onde é o botão?

– Isso eu não posso contar.

Não sei se ele acreditava mesmo ou se apenas queria embarcar na minha brincadeira, mas ele entrava no quarto para procurar o botão imaginário e dava passos curtos para a esquerda e para a direita, perguntando se estava quente ou frio. Infelizmente ele não teve tempo de encontrar a passagem secreta. Ou talvez tenha encontrado.

~

Todas as crianças do bairro se conheciam: se não eram da mesma escola, eram vizinhas ou tinham amigos em comum. Mamãe vigiava pela janela e mandava que eu e Rogério ficássemos sempre ao alcance da visão. Às vezes as crianças brincavam de pique depois do jantar, mas a gente não podia porque estava tarde. Tínhamos horário para tudo, inclusive para brincar.

Antes de qualquer coisa, precisávamos fazer as tarefas que nos cabiam: Rogério tinha que tirar o lixo e eu, lavar a louça. Muitas vezes a minha mãe tirava o lixo para ele, porque o cheiro lhe dava náuseas. Até eu o socorria, porque naquela época não existia saco de lixo como hoje em dia, e era preciso virar a lixeira em cima de um jornal e fazer uma trouxa, enquanto o chorume escorria.

Eu tentava lavar a louça o mais rápido possível, para me livrar. As piores partes eram tirar o pó de café do filtro, lavar a panela de nata (sempre a nata!) e a de feijão quando ficava com cheiro de azedo. Quando eu terminava, mamãe fiscalizava: pegava os talheres um por um e passava o dedo para ver se tinha gordura. Se tivesse, jogava de volta na pia e me mandava lavar de novo. Parecia que ela sentia prazer em me ver revoltada ou com raiva. Mas criei um método: enchia a pia de água com detergente e deixava tudo de molho.

Nossa vizinha de porta se chamava Clotilde, mas todo mundo a conhecia como Cleuda. Ela era uma pernambucana arretada e tinha três filhos: um casal de gêmeos e uma menina mais nova. A Cleuda era divertida e falava palavrão, o que para mim era um espanto e um fascínio. Nas reuniões de condomínio, era ela que fazia a ata, e eu ficava admirada com sua caligrafia perfeita, escrita com caneta tinteiro. Observando a Cleuda, tive a ideia de fazer uma letra bem miudinha para escrever palavrão, de um jeito que ninguém mais conseguiria ver. Era a minha grande rebeldia de criança: escrever pequenininho "porra" ou "cu", que eu sabia que era proibido, mas ninguém saberia que eu tinha escrito.

Cleuda tinha uma relação muito próxima com minha mãe, que, quando precisava, nos deixava por algumas horas na casa dela. Além dos filhos mais ou menos da minha idade, lá ainda tinha televisão, ou seja, era um oásis. Para completar, enquanto mamãe fazia apenas o trivial na cozinha, Cleuda cozinhava muito bem. Fazia os bolos mais cheirosos do mundo e convidava a gente para comer.

– Quer mais um pedacinho antes de ir embora? – perguntava, segurando uma fatia de bolo.

Eu olhava suplicante para a minha mãe, que me fuzilava com o olhar.

– Não, obrigada...

Cleuda percebia que a negativa era por causa de Euclice e me instigava a falar a verdade. Eu acabava confessando:

– Se a gente repetir, quando chegar em casa mamãe briga, mamãe bate.

– Aqui na minha casa, não adianta olhar com cara feia. Pode repetir!

Eu então comia satisfeita e mamãe não podia fazer nada. Sabia que viria chumbo grosso quando chegássemos em casa, mas pelo menos eu tinha comido. Eu era assim: fazia travessura sabendo que a minha mãe ia brigar, mas pelo menos eu tinha matado a vontade.

~

A Cleuda foi a pessoa que me acolheu quando o meu irmão morreu. Eu tinha 12 anos.

Eram sete horas da manhã e eu estava saindo de casa para ir à escola quando vi meu pai chegar. Aquele não era o horário dele.

– Você não vai à escola hoje – disse ele, com uma expressão no rosto que eu nunca tinha visto.

– O que houve?

– Seu irmão morreu.

Eu fiquei congelada. Na hora pensei na minha mãe e na reação que ela teria. De pé na porta do prédio, sem saber o que fazer, ouvi os gritos aterrorizantes dela: "Não! Não! Não!"

Como meu irmão estava hospitalizado em estado grave, Cleuda deduziu o que tinha acontecido e rapidamente me acolheu em sua casa. Foi de lá que continuei a ouvir a explosão da dor de Euclice, um som que marcou a vizinhança e nos acompanhou no velório. Todo mundo do conjunto habitacional foi ao enterro, além de dezenas de crianças, todas uniformizadas, uma ao lado da outra, compondo uma cena silenciosa, na qual se ouviam os soluços de minha mãe.

Depois do enterro, me enfiei no meu quarto e, através da cortina, fiquei observando a vizinhança. No meu imaginário, todos comentavam algo como: "Coitada da Euclice, perdeu seu melhor filho." Minha lembrança é de estar sozinha, sem o amparo de ninguém. Eu achava que todo mundo tinha que acolher Euclice, porque a dor de uma mãe é incomparável, de tal modo que eu mesma não consegui demonstrar o enorme sofrimento que também estava sentindo. Meses depois fui entender que todo mundo tinha pena da minha mãe – até porque ela era considerada frágil –, mas eu também tinha sido atingida por uma perda sem tamanho.

A morte de Rogério foi um evento fulminante, muito triste e completamente inesperado. Entre ele começar a se sentir mal e morrer passaram-se apenas 20 dias.

Meu irmão desenvolveu uma tosse seca, que evoluiu para episódios de vômito. Ele estava muito pálido e não se sentia bem. Como papai trabalhava num pronto-socorro, rapidamente o levou para ter atendimento. Quando chegou à emergência, meu irmão foi diagnosticado com um problema cardíaco e passou uma semana internado, período em que só apresentou piora. Como aquele hospital não tinha recursos para tratá-lo, pediram a transferência para um hospital maior, também público. Meu pai tinha muitos conhecidos e conseguiu o leito, mas não houve tempo: meu irmão já estava morto. Ele tinha 14 anos.

Conversando recentemente com Cleuda, ela me fez lembrar que meu irmão precisava fazer encefalograma todo mês para acompanhar um problema neurológico, e tomava um remédio forte chamado Gardenal, um barbitúrico usado como anticonvulsivante e sedativo, com frequência para tratamento de epilepsia.

Lembro da ocasião em que, depois de levar um pito por causa de uma nota abaixo da média no Pedro II, Rogério apareceu na sala segurando o frasco de Gardenal vazio – tinha tomado todos os comprimidos. Meus pais o levaram ao pronto-socorro, ele fez lavagem estomacal e, pelo menos na minha memória, dormiu dois dias seguidos.

~

Em todas essas lembranças borradas, mamãe está de olhos fechados, com as mãos no rosto molhado de lágrimas. Eu precisava que a nossa rotina se restabelecesse, mas Euclice nunca superou a perda do filho e se tornou uma pessoa ainda mais deprimida, tomando remédios controlados. Falava o tempo todo do Rogério, com saudade, tristeza e revolta. Eu pedia para conversarmos sobre a minha escola ou sobre qualquer outro assunto, para que ela se distraísse de tamanho sofrimento, mas a reação aos meus pedidos era raivosa.

Embora Euclice tenha contado com o apoio da vizinha em diversos momentos – por exemplo, se ela precisasse sair e deixasse sopa para o meu jantar, Cleuda cuidava de mim até a hora em que ela retornasse e me oferecia outro cardápio, porque, segundo ela, e para minha felicidade, sopa não era janta! –, na maior parte do tempo éramos apenas eu e minha mãe.

Meu pai trabalhava em esquema de plantão e passava 72 horas fora. Tenho boas lembranças dele, dos valores que tentava transmitir e das brincadeiras que propunha, mesmo que sua presença não tenha sido uma constante em minha vida. Depois da morte do Rogério, ele ficou ainda mais distante. Talvez porque, como eu, não quisesse presenciar o sofrimento da minha mãe; ou talvez porque também estivesse com dificuldade para processar seu próprio luto pela perda do filho. Ele não permitia piada ou brincadeira e, estando em casa, tampouco deixava que mamãe me tratasse mal.

Em cima da porta do meu quarto tinha uma santinha, que ficava sobre uma pequena prateleira de madeira chamada pinhanha. Era uma Nossa Senhora de Fátima com coroa de pedras, coberta por uma redoma de vidro. Um dia, entrei no quarto e a santa estava virada de costas! Olhei mais uma vez para ter certeza e fiquei apavorada. Chamei minha mãe, que me ofereceu a seguinte explicação:

– Está vendo? Você é tão terrível que ela virou as costas para você!

Arregalei os olhos.

Mamãe me proibiu de mexer, dizendo que aquilo era um recado de Nossa Senhora, uma prova de que ela estava infeliz comigo.

Quando meu pai soube dessa história, olhou demoradamente para a minha mãe, pegou a escada e virou a santinha de volta. Em seguida, me tranquilizou:

– Minha filha, fique sossegada. Não é culpa sua. Isso é um objeto, foi a trepidação do bater de porta que virou a santa.

Até hoje não sei se foi isso mesmo, se foi Euclice quem virou a santinha de propósito ou se ela estava certa ao dizer que eu era terrível. De todo modo, a explicação do meu pai fez meu coração voltar a bater, ainda que a tristeza tenha me abraçado por um longo tempo, sob o impacto da concepção de que Nossa Senhora tinha virado as costas para mim.

Eu não me considerava má. Talvez um pouco atrevida, levada, respondona, mas não fazia mal a ninguém. O que acontecia era que algumas coisas não entravam na minha cabeça, então eu contestava. Por exemplo, se tinha coador em casa, por que minha mãe não coava o leite para a gente? Talvez ela gostasse de nata? Ou quem sabe ela queria que a gente aprendesse a comer a nata porque acreditava que fazia bem? Eu não sabia.

A mesa em que mamãe dava aulas de reforço escolar tinha sido do meu avô. Era um móvel que passava de geração em geração, carregando consigo histórias de família. Será que, assim como a mesa, minha mãe repetia comigo a educação que tinha recebido? Por que ela não me pegava no colo? Não é possível que ninguém tenha me dado colo. Eram muitas as coisas que eu não entendia.

Os motivos não são claros, mas o fato é que a relação com minha mãe nunca foi de afeto, porque ela era uma pessoa triste. Depois da morte do meu irmão, eu sofria por vê-la sempre chorando, mas entendia que suas lágrimas não caíam sem motivo, e portanto achava que não tinha direito de cobrar amor ou atenção. Ela estava lidando com a pior situação pela qual uma mãe poderia passar e, em silêncio, eu lamentava não ser o bastante para fazê-la sorrir. Sofria porque achava que eu não era um motivo bom o suficiente para que ela ao menos tentasse superar a dor para seguir com a vida ao lado da filha que não tinha morrido.

∼

Cerca de um ano depois da morte do meu irmão, chegou lá em casa um envelope com a fotografia da minha turma da escola. Olhei para minha própria imagem na foto e vi o meu irmão. Éramos muito parecidos! Mostrei para a minha mãe, pensando que ela fosse amar. Ela viu, não disse uma palavra e pediu para eu guardar.

O quarto dele se mantinha intocado. Eu não podia mexer nos seus gibis, que ele sempre me emprestara. Enquanto no meu quarto eu só tinha uma cama e uma penteadeira, no quarto dele havia um armário, que ainda acomodava todas as suas roupas. Entre elas, uma camisa azul de botão, que eu adorava. Um dia, entrei lá, peguei a camisa azul e vesti.

Quando mamãe viu, apanhei como nunca.

Aquela surra provocou em mim uma catarse e um desabafo. Meu corpo ardia, o coração esmurrava as costelas, respiração de bicho. Não aguentei tanta dor e me rebelei contra minha mãe, deixando sair de uma vez só o que eu precisava falar havia tempo. Gritei com raiva que ela tinha perdido o filho, mas eu tinha perdido o irmão, e que não era minha culpa que ele tivesse morrido.

– Ele era o seu preferido, eu sei! Mas ele morreu! E só sobrou eu!

Ela teria que me engolir. Não lembro se cheguei a dizer

isso com todas as letras, mas de todo modo o recado estava dado. É curioso como a memória às vezes apaga momentos tão fortes, talvez justamente por haver neles um peso maior do que as lembranças conseguem sustentar. As palavras ditas desaparecem da memória, restando apenas a sensação ruim – assim como o meu irmão tinha ido embora, restando apenas eu, a filha má.

Seja lá o que tenha sido dito ou ouvido, depois daquele dia minha mãe desfez o quarto do Rogério, tirou seus pôsteres da parede, passou uma demão de tinta, transferiu para lá a mesa do meu avô e começou a usar o espaço para dar aulas. Finalmente pude herdar o que era dele: o guarda-roupa, a cama e os gibis. Ela deixou que eu pegasse tudo – até a blusa azul.

A partir desse episódio, ela mudou – mas não da maneira que eu esperava.

CAPÍTULO 7: 2015-2016

Eu precisava de ajuda

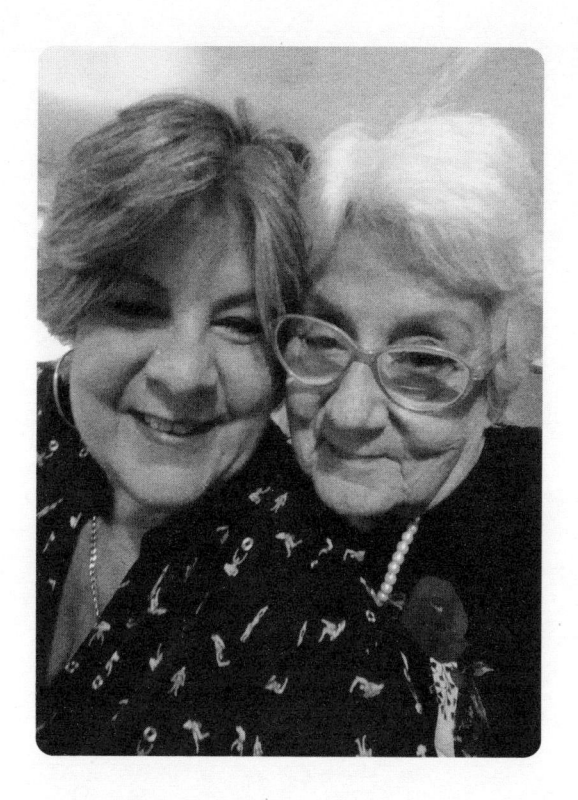

Eu e mamãe em 2016, uma época em que eu tentava dar conta de tudo sozinha.

Naquele dia, mamãe não estava aceitando o banho de jeito nenhum. Tentei de tudo. Primeiro, cantei "Nossa Senhora" e até arrisquei uns passinhos de dança, mas ela não deu bola; depois cantarolei outras músicas de que ela gostava, sem sucesso. Esperei dez minutos para então inventar um convite que pudesse interessá-la – pracinha, padaria –, mas ela seguiu resistente. Os ponteiros do relógio correram até que não tinha mais jeito: era entrar no chuveiro ou não chegaríamos ao banco a tempo.

Se o lúdico não dá certo, uma boa opção pode ser o corriqueiro. Simplesmente perguntei:

– Mamãe, vamos ao banco fazer uma senha nova?

– Vamos.

Naquele dia havia surgido um problema com a senha da conta bancária dela. Tudo bem, pensei, vamos dar um jeito. Contornei a resistência ao banho, a dificuldade de vestir a roupa, de sair de casa, de ir até a agência, de esperar o atendimento, tudo isso achando que aqueles seriam os maiores desafios do dia. Até chegar à boca do caixa, eu estava certa de que dali a pouco o problema estaria resolvido.

Foi então que uma perda natural de quem tem Alzheimer nos atingiu em cheio: para cadastrar a senha nova seria necessário que o cliente assinasse o pedido.

– Basta assinar, mamãe.

Ela olhava para mim.

– Assina aqui – pediu a funcionária do banco.

Inerte, mamãe não sabia sequer a maneira correta de pegar a caneta.

Como o neurologista havia avisado, o Alzheimer apresenta uma longa lista de perdas previstas, que envolvem memória, coordenação e cognição. No entanto, por mais bem-informada que eu estivesse, nunca estaria preparada para que isso acontecesse com mamãe.

A mocinha do caixa, que nos conhecia havia anos, percebeu a situação e tentou ajudar, sugerindo que eu segurasse a mão dela e assinássemos juntas. Foi o que eu fiz, trêmula. Dali para a frente ela precisaria cada vez mais da minha mão.

～

Eu já tinha aprendido a importância – para o cuidador e para o paciente – de ter uma rotina organizada. Porém essa rotina muitas vezes precisava ser ajustada, correndo inclusive o risco de ser amplamente desrespeitada, porque o Alzheimer bagunça tudo.

Chegou o dia em que a sala e a cozinha da minha casa estavam de pernas para o ar. Eu tinha que dar almoço para a minha neta, que precisava ir para a escola, e banho na mamãe, que tinha se molhado. Olhei para o meu neto, que estava chorando, e a minha vontade era cair em pranto junto com ele.

Nunca tinha imaginado passar por momentos como aquele: a pia cheia de louça, o bolso vazio – eu não tinha dinheiro para pedir comida –, meus netos com fome de um lado, mamãe com cheiro de xixi do outro. Pouco a pouco, o Alzheimer me fazia perder o controle, e eu não conseguia enxergar um caminho por onde seguir.

Era como se eu tivesse 4 anos de idade, perdida em uma praia lotada, sem saber onde estava a minha família. Aquelas vozes, uma grande confusão, e eu pequena, sozinha, sem saber para onde ir.

Cuidar da mamãe parecia sugar todas as minhas energias. Até que o desespero deu lugar ao desejo de mudança e apontou o óbvio: por mais que quisesse resolver sozinha, eu precisava de ajuda.

No meio do caos, consegui passar a mão no telefone e pedir socorro para minha amiga Rosana, que foi até a minha casa, lavou toda a louça e ofereceu uma comida gostosa para os meus netos enquanto dei banho na mamãe. Ela me ajudou a organizar a casa e a colocar as coisas no lugar por fora e por dentro de mim. Já estabilizada, pude fazer um bolo e, juntas, tomamos uma xícara de café. Às vezes a rede de apoio é um ombro, uma conversa, um suporte moral. Uma pessoa que telefona e pergunta se está tudo bem pode mudar o dia, porque pequenos gestos de atenção são capazes de fazer uma grande diferença.

Quando mamãe estava alimentada, limpa e cuidada, eu esticava as pernas no sofá por cinco minutos e dava uma olhada no Facebook. Era um jeito de ter contato com o resto do mundo e saber o que as minhas amigas andavam fazendo: elas estavam viajando, passando o réveillon fora e indo a festas, enquanto eu estava presa em casa. Imediatamente o meu tempo de relaxamento virava uma revolta interna que me deixava impaciente e pessimista quanto ao que estava por vir.

Durante anos, não fiz nenhum programa sem mamãe: ou ela ia comigo, ou ficávamos juntas em casa. Morta de medo de nunca voltar a ter vida social, resolvi fazer almoços e festas na minha casa para amigas de infância que vinham até mim. Ivete, Nena, Lila e Zita nunca soltaram a minha mão, fazendo-se presentes sempre que possível. Elas nos marcaram tanto que, até pouco tempo atrás, se eu falasse "Ivete", mamãe continuava: "Nena, Lila e Zita", como se fosse um versinho. Eu mesma vejo poesia em amizades que nunca deixaram que eu ficasse totalmente sozinha.

Antes de dormir, eu pensava que precisava dar um jeito para que eu e mamãe tivéssemos a melhor vida possível. Dentro de mim aquela voz falava cada vez mais alto: você precisa de uma rede de apoio. Eu estava viva, portanto tinha desejos que suplicavam para serem realizados.

Ainda que eu estivesse tomando consciência de que precisava de ajuda, a dificuldade de pedir era imensa. Sei que muita gente tem o mesmo problema. Adiei ao máximo esse momento, até entender como é valioso poder contar com o outro, ajudar e ser ajudado, uma relação em que os dois lados ganham.

Eu queria ter tempo e possibilidade de fazer coisas para mim, como a faculdade de pedagogia, um desejo pessoal e intenso. Mas quem cuidaria da mamãe enquanto eu estivesse fora? Finalmente pedi ajuda a minha filha Carol, que na época morava conosco.

Na minha cabeça, era como se eu estivesse pedindo que ela fizesse um enorme favor para mim, mas na prática ela só precisava estar disponível depois que voltava do trabalho. Na verdade, Carol não teria que assumir nenhuma das minhas responsabilidades, porque, quando ela chegava, mamãe já estava dormindo e eu estava prontinha para ir para a faculdade. Minha filha e meu marido só precisariam estar ali para o caso de Euclice acordar e pedir alguma coisa, o que não era habitual.

Eu não me sentia capaz de transferir para ninguém qualquer tarefa que fosse ligada à mamãe, porque ela era (e continua sendo) uma responsabilidade exclusivamente minha, minha obrigação. Não pediria que Carol assumisse, muito menos meu marido.

Então meus pensamentos construíram outras vias para me liberar de obrigações que não diziam respeito ao cuidado com mamãe. Demorou, mas entendi que eu não precisava ser responsável por servir o jantar da minha filha maior de idade nem do meu marido. Foi preciso que eu começasse uma nova faculdade para que eles passassem a fazer isso sozinhos.

Meu marido chegava do trabalho e às vezes perguntava o que tinha para o jantar.

– Ué, eu é que tenho que saber?

Depois eu dava uma risada. Ele ficava até sem graça,

mas foi a criação que recebeu – e até ali eu assinava embaixo. Com o tempo e a necessidade, ele passou a fazer o próprio prato.

Falando assim parece que foi fácil, de um dia para o outro. Mas foi difícil para mim abrir mão de alguns cuidados que sempre tive tanto com meus filhos quanto com o meu marido. Foi menos por opção, e mais por me faltar braço. Eu tive que parar de fazer algumas coisas por eles para conseguir cuidar da mamãe, e também para ter um espaço para mim.

Nessa época, procurei terapia para tentar entender esse meu impulso de sempre querer abraçar tudo, cuidar de toda a humanidade, mãe, filha, filho, neta, neto, marido. Eu agia como se pudesse resolver os problemas do mundo inteiro, o que me deixava com muita ansiedade. Sei que muitas mulheres são assim, seja por personalidade, por criação, por pressão social ou, com mais frequência, uma mistura dos três.

A terapia me fez perceber que eu estava me sobrecarregando e que sou responsável apenas pela minha vida e pela vida de Euclice – o que não é pouco. Eu precisava cuidar da comida, da higiene e do bem-estar da mamãe. Quanto ao resto – por exemplo, o que os adultos iriam jantar –, não precisava ser problema meu. Sempre dei tudo na mão e gostava de fazer isso, tanto que fiz por muito tempo. Mas havia chegado a hora de deixar que os outros cuidassem de si mesmos.

~

Ao longo da vida, vamos acumulando afetos, muitas vezes sem perceber. Costumo dizer que todo mundo tem a sua "reserva afetiva". Ao mostrar cuidado com um amigo, partilhar dores, fazer favores, comparecer a um enterro ou fazer uma ligação para uma pessoa que está num momento de dificuldade, sua reserva afetiva aumenta. É bom saber que você pode contar com alguém e fazer com que essa pessoa saiba que pode contar com você também. Já ajudei até quem não merecia, e não me arrependo. Quem doa seu tempo, seu amor e sua atenção provavelmente no futuro receberá o mesmo de volta.

Quando ouço alguém reclamar que não tem ajuda, pergunto: "Você pediu?" Porque, no meu caso, quando comecei a pedir, recebi. Não vou negar: foi um esforço. Por exemplo, para poder fazer uma viagem, o único jeito seria contar com a Carol. Então venci meus bloqueios, consegui pedir, e ela aceitou ser responsável por Euclice. Deu banho, comida e levou para passear. Minha filha foi e é rede de apoio, uma vez que cuidar de avó não é obrigação de neta.

Se não é obrigação da minha filha, que dirá do meu marido! Mas ele ajuda, sim, e faz parte da minha rede de apoio movido pelo amor, não por um sentimento de obrigação. Houve um período em que mamãe acordava de madrugada e não aceitava a minha ajuda. Então, ele se levantava, ia atrás dela e falava com o maior carinho:

– Vem, dona Francisca, vou levar a senhora para casa.

Em seguida, ele a levava para o quarto dela, ajudava a deitar na cama e ajeitava o cobertor.

Meu genro, Wally, também fica com mamãe para eu poder sair com a Carol e termos um tempo só para nós duas, que é superimportante. Até fralda ele troca, coisa que o meu marido não faz, por pudor.

Quando Wally e Carol se casaram, em meio à pandemia,

e ele começou a frequentar a nossa casa, mamãe não gostava dele e chegava a mandá-lo embora. No calor, se ele tirasse a camisa, ela não gostava. Ele, por sua vez, tinha medo e vergonha de ser rejeitado por ela. Mas, com a convivência, aprendeu a lidar com ela de uma forma linda e conquistou a afeição de Euclice depois que aprendeu a falar com ela exatamente como eu faço, até no tom de voz. Confio 100% nele.

Ter um parente com Alzheimer interfere na vida de toda a família. Se não interfere, é porque a família precisa participar mais. Carol e Wally me ajudam em qualquer situação, estando presentes. Meu marido é parceiro para todas as horas e tem uma paciência infinita. Minha neta Ana, já adulta, mora comigo e fica com a bisavó sempre que preciso.

Além disso, sei que posso contar com minha madrinha (e tia) Eneida, que no começo passava os fins de semana com a mamãe e a levava à missa ou para visitar as irmãs. Também posso contar com a Graça, amiga que já me socorreu inúmeras vezes. Ela é maravilhosa, já veio fazer comida e ficar com a mamãe numa ocasião em que passei mal sem conseguir levantar da cama.

Meu filho Ricardo sempre fez questão de ajudar e ser parte da minha rede de apoio, mesmo quando morou fora do Brasil. Às vezes, quando acontece um imprevisto, ele se oferece para ajudar financeiramente. Eu não peço, mas ele percebe que estou escondendo alguma angústia e dá um jeito de resolver.

No meu aniversário de 60 anos, ele disse:

– Mãe, você cuida da vovó, mas você também está ficando idosa.

Então ele se ofereceu para pagar uma cuidadora.

Forme sua rede de apoio

Ninguém é sozinho no mundo. Somos todos seres humanos e fomos feitos para viver em comunidade. Quem tem um familiar com Alzheimer precisa formar uma rede de apoio o quanto antes, mesmo que pareça delicado ou desconfortável.

Sua rede pode ser formada por amigos da faculdade ou da escola, por aquele vizinho atencioso, por colegas de trabalho que se tornaram verdadeiros amigos para a vida, além dos parentes que precisam estar cientes de que podem ser acionados em momentos de necessidade.

Com o diagnóstico em mãos, é importante se organizar e botar no papel o nome e o telefone das pessoas que podem ajudar em um momento de dificuldade. Quem pode passar uma hora com o doente para que o cuidador resolva algum assunto na rua? Quem pode providenciar um almoço em cima da hora, num dia em que tudo der errado? Quem pode ajudar a chegar a um pronto-socorro?

Não adianta pensar em um nome só. Tem que ser uma rede mesmo, de cerca de dez pessoas com quem exista uma relação de confiança. "Se um dia eu precisar de ajuda, posso pedir a você?" Tenha essa conversa com dez pessoas, e assim estará construída uma rede de apoio.

Minha sugestão é fazer uma lista, enumerando as pessoas com quem você sabe que pode contar, e depois fazer duas reuniões: uma com amigos e outra com familiares. Nesses encontros, você precisa perguntar claramente quem pode um dia fazer uma sopa, ajudar a levar ao médico ou emprestar o carro. Feito isso, é bom anotar o que cada um se dispõe a fazer, com o contato atualizado ao lado. Assim, quando precisar, você terá a quem pedir e saberá onde procurar.

Se a pessoa não puder naquele dia, não fique melindrado, porque não é má vontade. Peça para o próximo nome da sua lista.

Quando você se doa, tem retorno. Tive a prova disso várias vezes. Na época em que comecei a levar meu neto Théo, ainda bebê, para a terapia na Ilha do Governador (a cerca de 40 quilômetros de distância de casa), minha carteira de motorista estava vencida. Minha amiga Rosana se ofereceu para ir comigo, dirigindo o meu carro, duas vezes por semana, por cerca de um ano. E depois que renovei a carteira, ela continuou indo, para me fazer companhia.

Em outra ocasião, sofri uma paralisia facial às vésperas do Natal. Felizmente foi temporária, e o apoio de minhas amigas na época foi fundamental. No primeiro dia de acupuntura, minha grande amiga Ivete foi comigo e se ofereceu para me acompanhar em todas as sessões. Nunca esqueci de suas palavras, que me deixam até hoje com lágrimas nos olhos: "Você não precisa passar por isso sozinha."

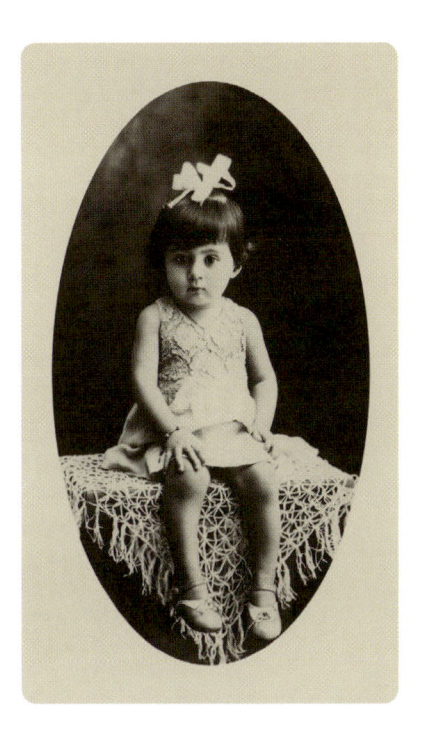

AO LADO:
Mamãe com 1 ano, em Juazeiro do Norte, Ceará, 1935.

ABAIXO:
Na época da chegada ao Rio de Janeiro, quando teve que ajudar a cuidar dos irmãos menores.

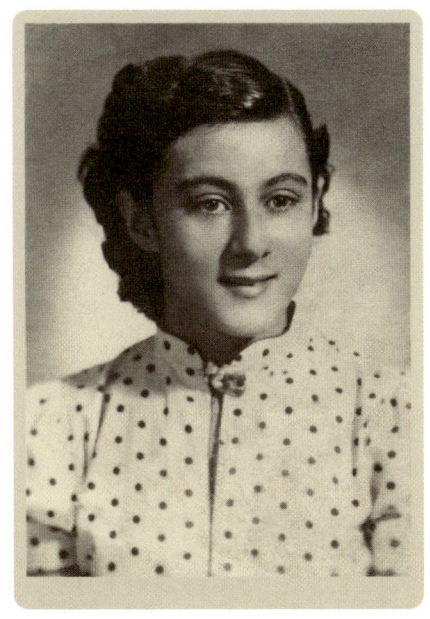

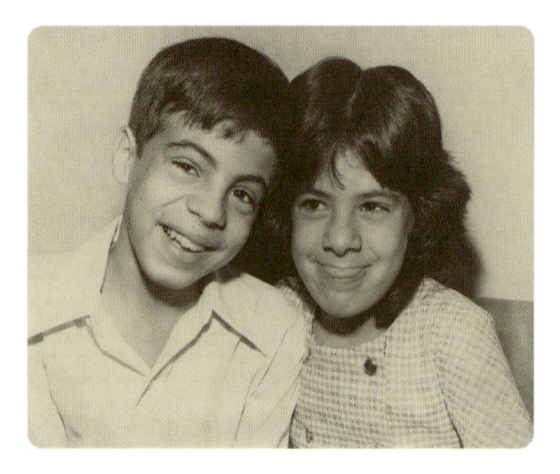

Eu e meu irmão Rogério, grande amigo e companheiro.

A foto de escola em que estou muito parecida com meu irmão. Achei que mamãe fosse adorar, mas ela apenas mandou que eu a guardasse.

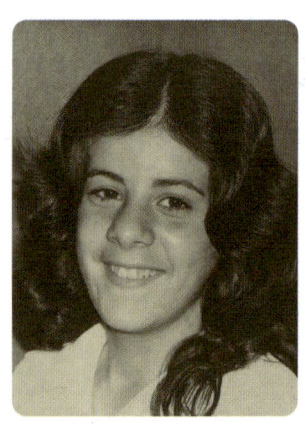

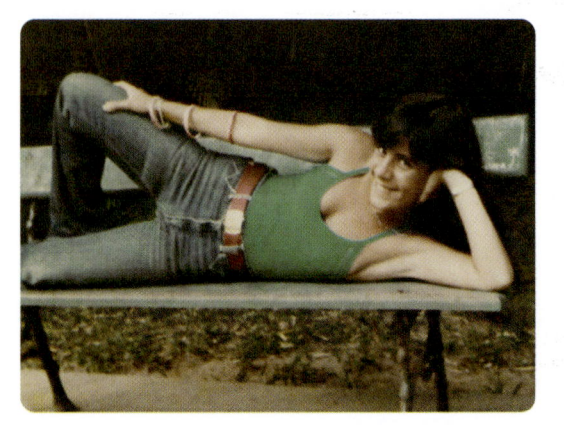

Posando aos 18 anos. Pouco tempo depois, eu me tornaria responsável pela administração da casa.

AO LADO:
Mamãe parece feliz em sua cozinha, no apartamento de Vista Alegre, em 1988.

ABAIXO:
Uma nova chance para meu casamento, com a gravidez do segundo filho, em 1989.

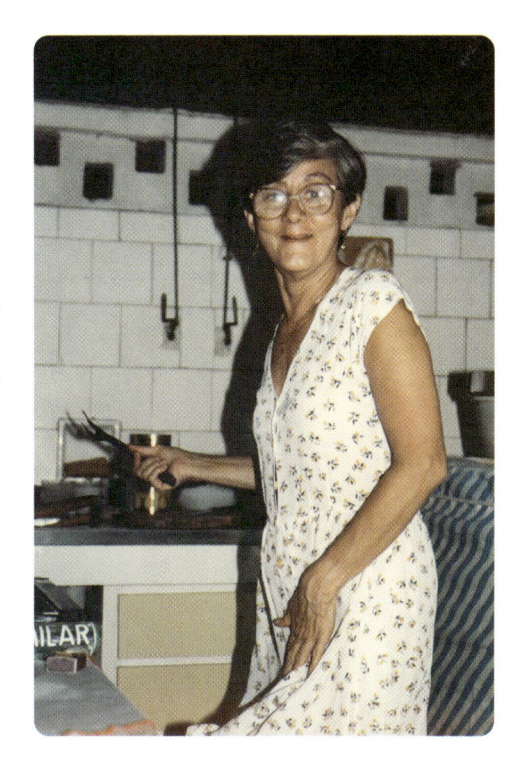

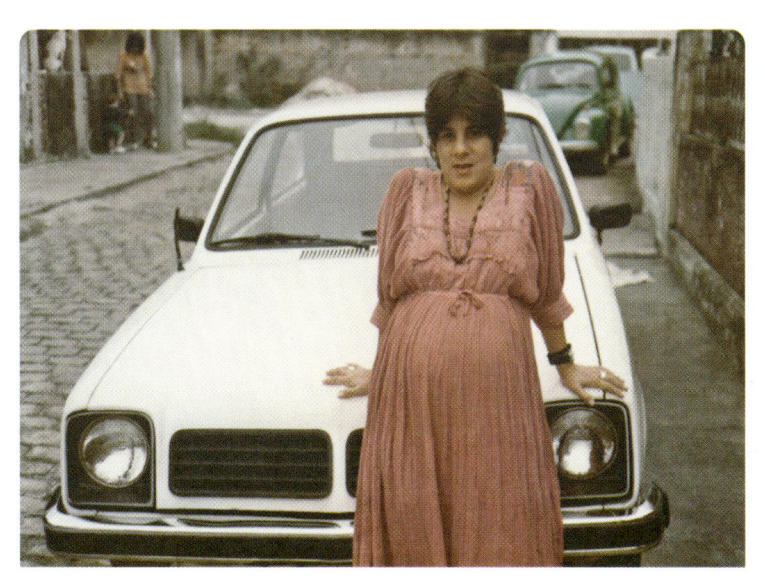

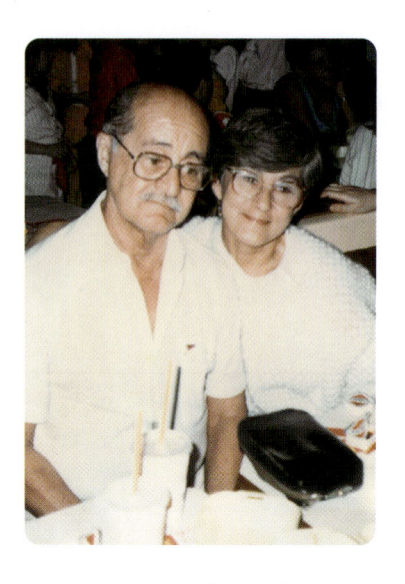

Com o pai, Marcolino. Por toda a vida mamãe idolatrou a figura paterna.

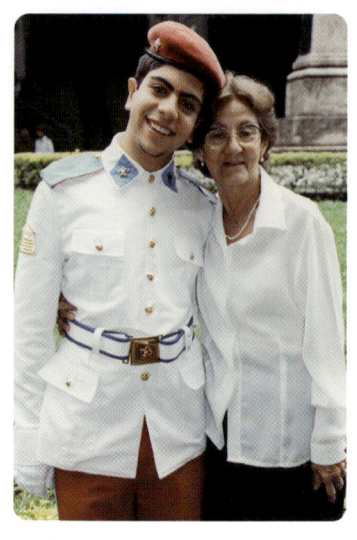

Com o neto Ricardo, seu xodó, no dia de sua formatura do Colégio Militar.

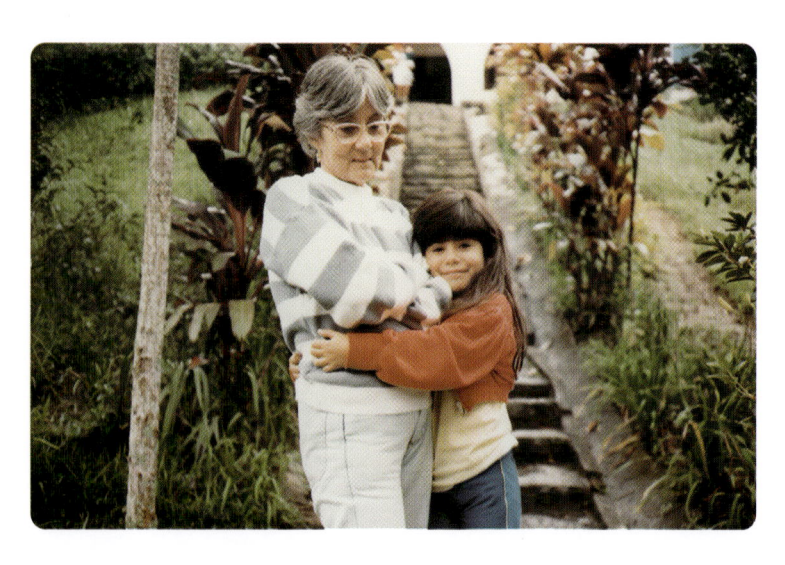

Com a neta Carol, em 1990. Receber carinho nunca foi fácil para ela.

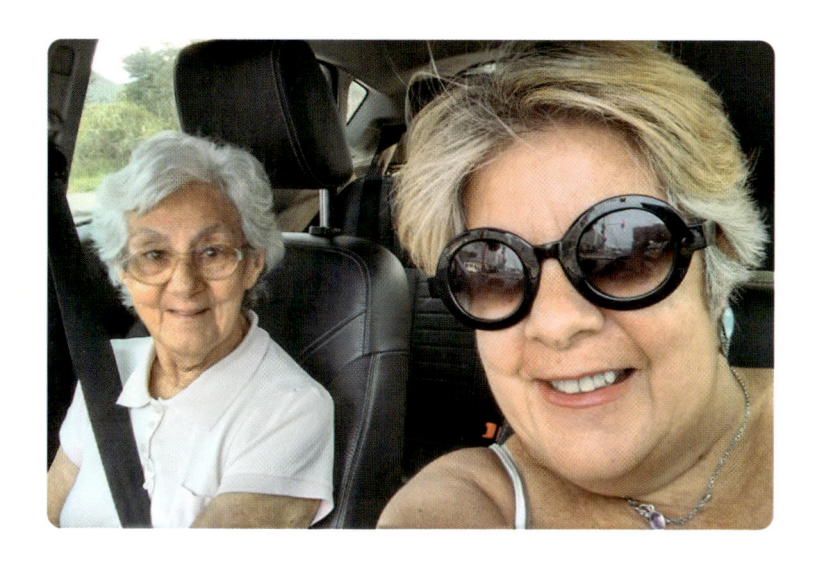

ACIMA:
Nos primeiros anos após o diagnóstico, eu levava mamãe comigo para todo lugar.

AO LADO:
Fazendo tratamento na Rede SARAH: atendimento gratuito de primeiro mundo.

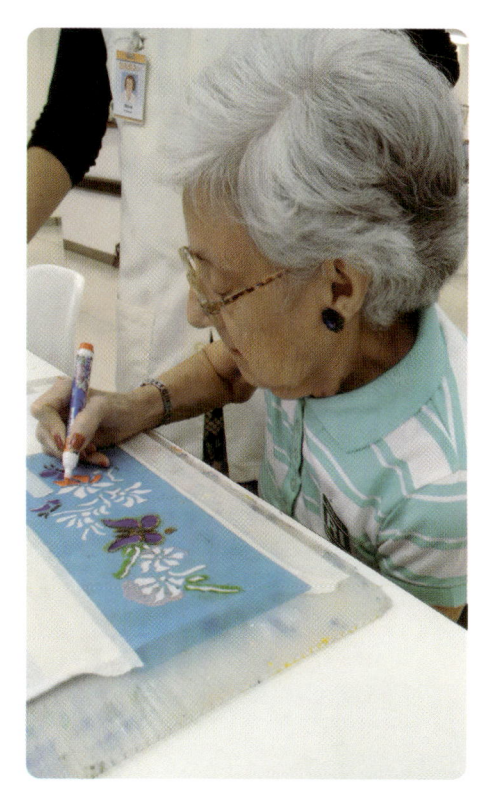

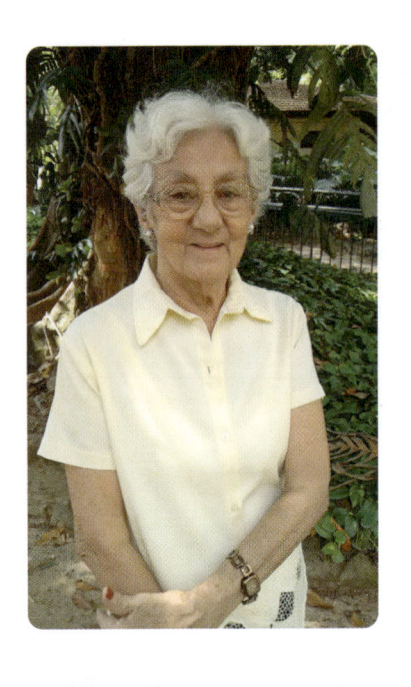

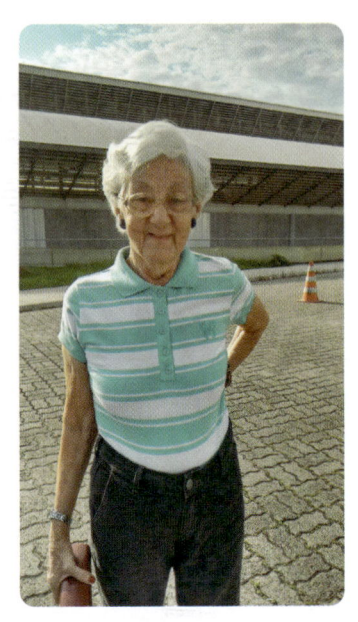

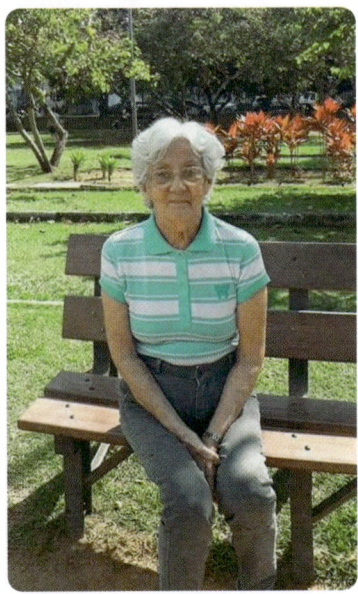

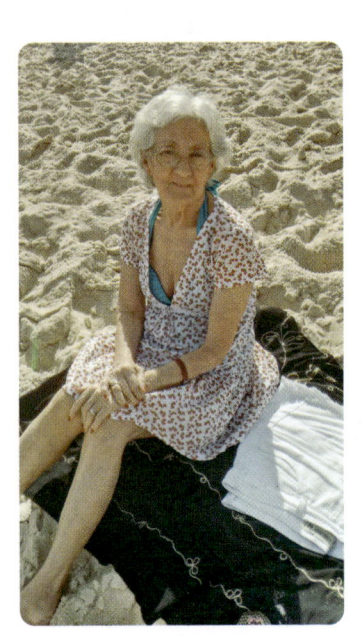

Enquanto foi possível, levei mamãe para passear ao ar livre.

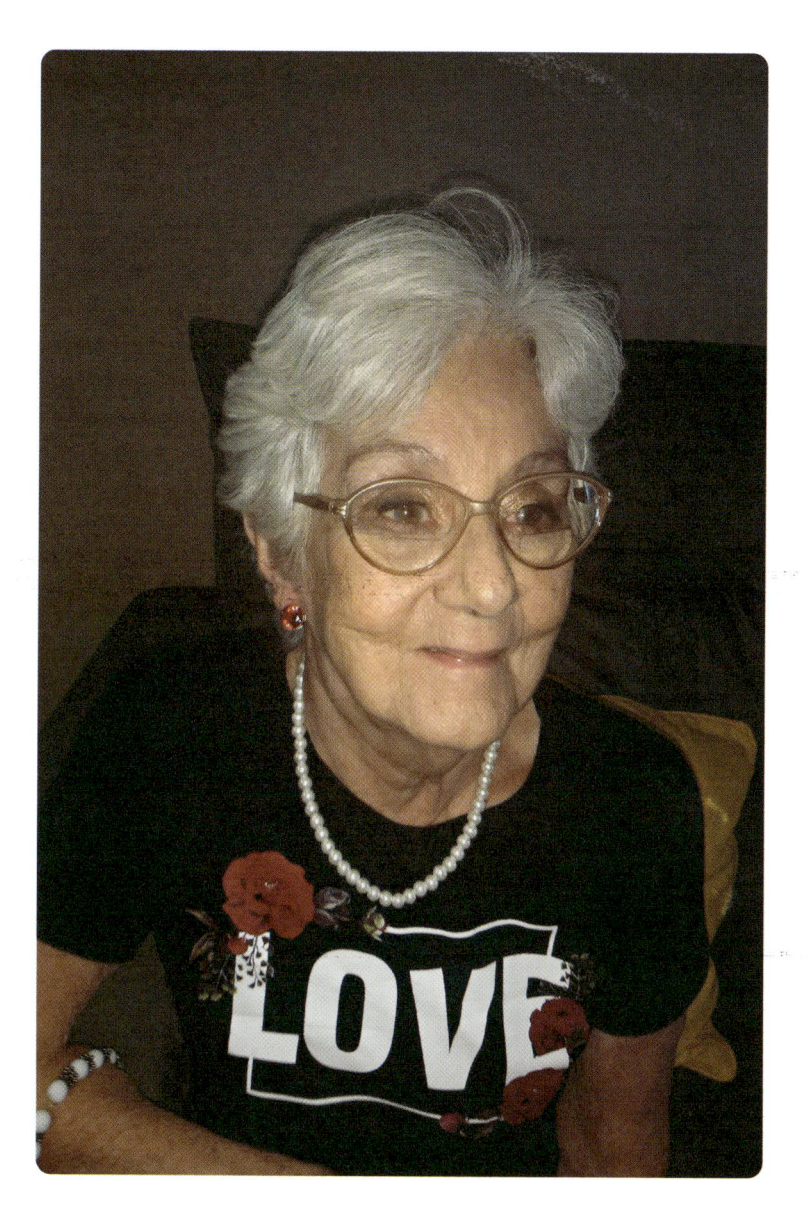

Em casa, em 2018, maquiada profissionalmente pela neta. Mamãe sempre gostou de se arrumar.

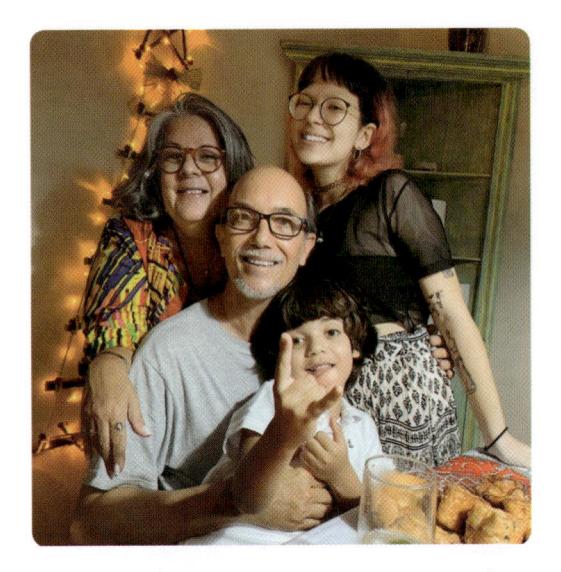

Sem uma extensa rede de apoio, eu não conseguiria. À esquerda, meu marido Sérgio e nossos netos, Ana Luiza e Théo. Abaixo, mamãe com a cuidadora Vanessa, meu braço direito, em 2024.

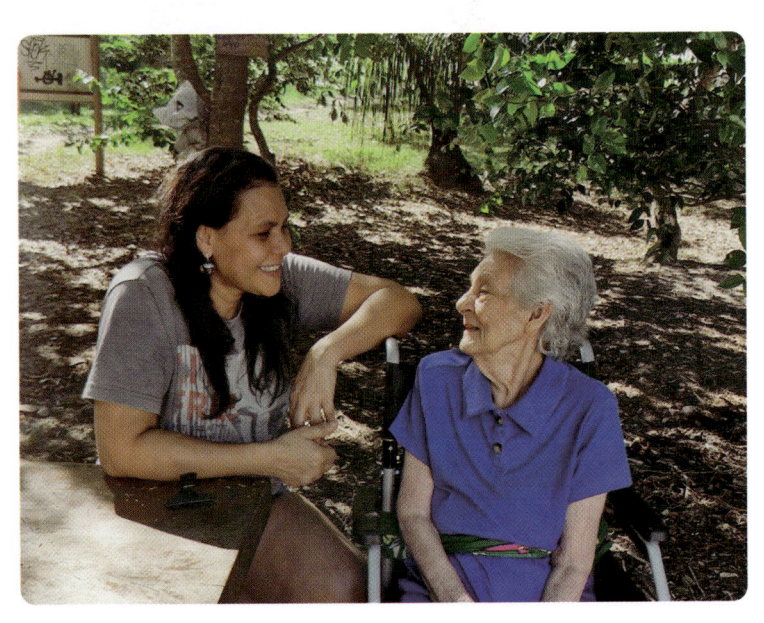

CAPÍTULO 8: 1974-1982

Um dia que ninguém esquece

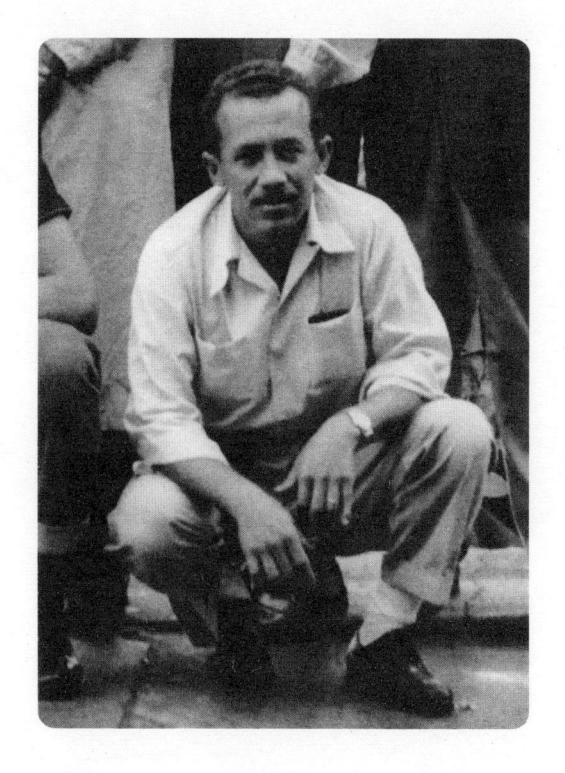

Meu pai.

Depois da perda do meu irmão, quando batia seis horas da tarde, mamãe pegava o terço, ligava o rádio e se ajoelhava para acompanhar a Ave Maria. Pouco depois, tirava o lenço e começava a chorar. Todos os dias, religiosamente. Eu tinha que me ajoelhar ao lado dela e chorava também, não porque fosse obrigada, mas por vê-la tão triste. Lembro a dor que sentia nos joelhos e, quando eu não aguentava mais, pedia para me sentar na beirada da cama, o que ela às vezes deixava, antes de acender uma vela. Se a vida dela já era sofrida antes, a morte do filho foi um prato cheio para a depressão.

Como Euclice era devota ao menino Jesus, desde cedo criou-se na família o hábito de ir à igreja, bem como o de fazer uma oração antes de deitar. Ela me ensinou a fazer o sinal da cruz e a rezar para o meu anjo da guarda. Não consegui (ou me recusei a) memorizar as orações tradicionais, porque sempre preferi conversar com Deus no improviso.

As noites de Natal eram um suplício, porque tínhamos

que esperar a Missa do Galo à meia-noite para só depois iniciar a ceia. Para falar a verdade, quando a comida era servida, eu nem comia, porque àquela altura o cansaço e o aborrecimento eram maiores do que a fome. Eu só queria ir para o quarto dormir. Apesar dos pesares, fui batizada na igreja católica, fiz catecismo e primeira comunhão, e só não fui crismada porque o Rogério já tinha morrido e eu estava na minha fase mais rebelde.

Embora mamãe agisse como se o mundo tivesse acabado, a vida seguiu. Quando terminei o ginásio (equivalente ao que hoje é o Ensino Fundamental 2), decidi fazer o curso normal, que era uma modalidade de formação específica para professores de crianças nos primeiros anos de escolarização. Fiz essa escolha não por vocação, mas porque o uniforme era bonito, e sobretudo porque o meu maior objetivo era agradar a mamãe, que também havia cursado o normal. Eu desejava, pelo menos por alguns minutos, tirá-la do estado de tristeza e dor em que ela vivia.

Mais um fator pesou para essa decisão de carreira. Minha madrinha também tinha feito licenciatura, e nessa época ela acumulava papéis de referência na minha vida – principalmente o de ser minha grande referência de amor. Mais do que madrinha e tia (era a sexta filha dos meus avós), Eneida era uma fada-madrinha – a minha fada –, que usava as unhas longas cobertas por esmalte vermelho, cabelo impecável, anel de professora, e ainda dirigia um fusca. Tudo o que eu via nela era lindo, alegre, radiante.

Como boa professora que era, ela estimulava meu gosto pela leitura, me presenteando com livros que eu devorava e me incentivando a ler o jornal diariamente para me manter informada. Eu lia tudo, até o obituário, procurava nomes conhecidos e tentava descobrir a *causa mortis*, algo que minha madrinha não considerava apropriado, diante do momento que a família vinha enfrentando – e que enfrentaria novamente pouco depois, quando a morte levaria mais um pedaço de nós.

Papai também gostava de ler, principalmente livros policiais. Cheguei a me interessar por eles, mas, mesmo que a história parecesse boa, não ia adiante por achá-los mal-cheirosos: eram exemplares velhos, de páginas amareladas e cheiro de guardado.

A despeito do meu gosto pela leitura e pelos livros (que não cheirassem a mofo), logo percebi que o curso normal não era para mim. Passei a reclamar das aulas, que a meu ver eram chatíssimas, à exceção das de história e de português. Do resto, nem educação física se salvava. Não sei se eu tinha alguma dificuldade de aprendizado, mas fui reprovada logo no primeiro ano e pedi para trocar de curso. Euclice me proibiu de abandonar, e disse que eu tinha que ir até o fim.

Concluí a licenciatura aos trancos e barrancos, sempre pendurada na recuperação, mas finalmente terminei. Depois de formada, fiz um curso técnico em contabilidade e, aos 18 anos, arranjei um emprego nessa área. Com o primeiro salário, não tive dúvidas: comprei um relógio que estava na moda na época – quadradinho, da marca Cartier – para dar de presente no dia das mães.

Tudo o que eu queria era espantar ao menos uma parte daquela enorme tristeza e dar alguma alegria para mamãe, que abriu o embrulho e agradeceu com um simples "Obrigada", sem maiores comentários. Por sorte, no mesmo dia ouvi uma conversa telefônica em que ela comentava com uma amiga que tinha ganhado o relógio e que tinha sido um presente meu, o que me deixou contente. Eu estava me acostumando com a postura fria da mamãe, a quem segui presenteando sempre que possível.

Fora os presentes, botei faxineira e passadeira em casa, para poupá-la. Ao mesmo tempo, incentivei tanto que fizesse exercício que ela enfim começou na ginástica rítmica, que, como toda atividade física, proporcionou bem-estar e sensação de prazer. Mamãe tornou-se assídua e chegou a ostentar um discreto brilho no olhar, embora ainda houvesse um vazio que eu não sabia como preencher.

Já meu pai seguia no pronto-socorro em Caxias, no setor de telefonia, uma função administrativa que envolvia um esquema rigoroso de plantões. Ou seja, lá em casa, na maior parte do tempo continuava sendo só eu e Euclice. Meu pai passava dias fora e, quando de folga, não se mostrava especialmente interessado em ficar em casa. Ele parecia preferir o caminho do bar, onde tinha como companhia a bebida em quantidades acima do razoável.

Foram incontáveis as vezes em que telefonaram da rua avisando que meu pai tinha caído na calçada e precisava de ajuda. Mamãe ia buscar, eu ia atrás. Ela pegava o meu pai aos tropeços, levava para casa, e eu a ajudava a tirar os sapatos dele e a esquentar um prato de comida. Ela fazia tudo calada, mas eu via as lágrimas escorrendo em seu rosto.

Aquela mulher, considerada frágil pela família, precisava dar conta de carregar um homem, que era meu pai, e ainda cuidar dele, inundando o meu coração de um enorme sentimento de pena. Depois vinha a revolta: por que ela seguia com ele, se ele bebia de novo e de novo, nos fazendo passar por aquela situação?

Na adolescência, as questões da bebida me constrangiam duramente, porque meus colegas se referiam ao papai como beberrão. Eu queria morrer, mas os adolescentes não me poupavam de nenhum comentário maldoso. Só mais tarde comecei a entender – aliás, foi mamãe que me explicou: não era irresponsabilidade do papai, mas sim uma doença. Como todo alcoólatra, ele não bebia por desejo de nos chatear; pelo contrário, ele queria parar, mas não conseguia resistir ao primeiro gole.

Quando estava sóbrio, era um homem bom. Nós dois sempre tivemos afinidade e eu era a protegida dele, já que a mamãe protegia o meu irmão. Mesmo assim, ao buscá-lo no bar, a raiva me subia pela garganta. Não era justo nos submetermos àquela aporrinhação. Por isso, em segredo, desejava que os meus avós nos ajudassem, sem imaginar que isso era tudo o que mamãe jamais faria: pedir ajuda aos pais, que haviam sido contra o casamento e que não gostavam dele, entre outros motivos, porque ele bebia.

Então, por várias vezes, eu a ajudava a resgatar o papai, a tirar os sapatos e a botá-lo na cama, em algumas ocasiões sujo, em outras com os braços ou as canelas raladas. Depois a acompanhava até a cozinha para preparar um café forte e ficar ao lado dela, para dar um suporte emocional que eu nem tinha condições de oferecer, por ser uma mocinha de 15 anos. Era como a Ave Maria das seis da tarde: eu chorava junto com a mamãe mesmo sem entender direito o porquê.

Talvez devido aos nossos apelos, talvez porque ele mesmo não suportasse mais aquela vida, chegou um momento em que papai se distanciou da bebida. De início, a resolução nos trouxe alívio, mas, a médio prazo, criou uma nova e grande tensão: nas reuniões de família, Euclice ficava em pânico, com receio de que ele desse o primeiro gole. Eu me sentia petrificada, com medo de passar vexame; e o resto da família bebia sua cervejinha como se nada estivesse acontecendo.

Posso dizer que papai conseguiu atravessar temporadas sem álcool, porém obviamente teve recaídas. Se servia de consolo, pelo menos ele era do tipo que bebe e se mantém pacífico, e nunca foi agressivo, muito menos violento, com ninguém. No fundo, ele era camarada, e assim foi até o dia da sua morte, oito anos após a passagem do meu irmão.

~

A morte do pai é um dia que ninguém esquece. Quando cheguei em casa, mamãe estava apavorada e se apressou em dizer que ele tinha vomitado um balde de sangue. Papai estava entregue ao seu mal-estar e resistente à ideia de ir para o hospital, então chamamos um amigo, o João Viamey, que tinha carro e nos ajudou a conduzi-lo até o pronto-socorro onde ele trabalhava. Como o caso foi considerado grave, ele foi transferido para o Hospital dos Servidores, de onde nunca chegou a sair.

Eu lembro que não conseguíamos obter nenhuma informação por telefone e, ao chegar para visitar, não nos deixavam entrar, porque ele estava em estado crítico. Naquela época não era permitido à família sequer se despedir, portanto a mim não foi dada essa oportunidade. Depois da última tentativa frustrada de visita, voltei para casa e, assim que botei os pés na sala, o telefone tocou. Do outro lado, a notícia de que ele tinha falecido – cirrose hepática, mesmo tendo conseguido resistir ao álcool nos últimos quatro anos de vida.

De imediato, não pude vivenciar o sofrimento da morte do papai porque, aos 19 anos, me vi sem pai, sem irmão, e também sem mãe, já que Euclice era frágil, estava impactada pela segunda grande perda em poucos anos e não tinha condições de lidar com a papelada. Meu avô e meus tios ajudaram, mas coube principalmente a mim resolver tudo: administrar a mamãe, avisar ao resto da família, levar a roupa para vestir o corpo e ainda gerir documentação, enterro, jazigo e, principalmente, deixar para depois o momento de lidar com toda a minha vulnerabilidade.

Atropelada pelos afazeres urgentes impostos pela morte de um ente querido, não havia sobrado espaço para sentir dor. O entendimento de que meu pai tinha partido só chegou no dia do enterro, com a família inteira no cemitério de Irajá, debaixo de chuva.

Na volta para casa, estávamos no fusquinha da minha madrinha quando olhei para o céu nublado e vi uma nesga de sol, que destacou uma nuvem clara rodeada por raios solares, me dando a sensação de que o meu pai estava subindo – até hoje me arrepio ao me lembrar desse quadro. Ali chorei, e segui chorando por várias noites seguidas, olhando as estrelas, pensando nos nossos momentos juntos e nos valores que ele tinha transmitido a mim: a importância de ter independência financeira e de valorizar o que eu tinha – a melhor casa do mundo era a nossa, pelo simples fato de que morávamos nela, ele dizia. Entre as histórias que contava, me ensinou a ter ambição para conquistar o que quisesse e, ao mesmo tempo, valorizar o que tinha conseguido. Na parede do meu quarto, assim como na minha memória, ficou colada a tabuada de 7 e as dicas que me deu para decorar os nomes das caravelas de Colombo, sem imaginar que o futuro reservado a mim e Euclice seria marcado por esquecimentos.

A memória tem disso: a gente se lembra de coisas pequenas, que têm significados enormes. Por isso, deixo para trás os apertos que passamos por conta do alcoolismo e honro as lembranças mais afetivas de quem ele foi e de quem fomos juntos.

~

Euclice seguiu apática – traço típico de depressão. Após a morte do papai, passamos um mês na casa da minha avó em Botafogo, até que mamãe preferiu voltar para Vista Alegre. Quando começou a receber a pensão de viúva, percebi que quem administrava a casa sempre havia sido o meu pai. Mamãe não sabia sequer o preço do feijão, não fazia as compras nem cuidava das contas. Não vi outra opção: tomei a frente disso também.

Naquele início dos anos 1980, era muito malvisto que mãe e filha vivessem sozinhas num apartamento. Achava-se que as mulheres não eram capazes de cuidar de si mesmas: precisávamos de um homem em casa ou ficaríamos mal faladas. Assim, após a morte do papai, a família considerava que estávamos desamparadas, e dava graças a Deus por um detalhe providencial: eu estava noiva.

Conheci o meu primeiro marido aos 17 anos, quando era normalista. Todo dia, ao descer para ir à escola, via os meninos do prédio e, entre eles, identificava um rapaz barbudo que não era nosso vizinho, mas estava sempre por ali. Notávamos a presença um do outro e chegamos a trocar olhares, até que um dia fui a um baile em Olaria e encontrei com ele lá. Naquela noite começamos a namorar. A família dizia que ele era a pessoa ideal para mim, e gostava tanto dele que se opôs veementemente numa ocasião em que eu quis romper o namoro. Verdade seja dita, eles queriam que eu namorasse no sofá ou no máximo pegasse um cinema, para evitar que eu, mocinha, ficasse solta.

Enquanto esteve vivo, meu pai só me deixava sair com hora para voltar – até quando ia à praia, tinha que estar de volta às duas da tarde. Nunca me deixou acampar, como algumas amigas faziam. Não à toa o meu apelido era "Gata Borralheira": em dia de festa, à meia-noite tinha que estar em casa. Aquilo me dava uma ansiedade terrível, e a partir das onze eu já começava a ficar aflita, com medo de me atrasar. Acho que papai viu o meu avô sendo linha-dura com as filhas e achou por bem fazer o mesmo comigo.

Antes de sua morte eu já estava noiva, e, depois que ele morreu, meu noivo sentiu a pressão para que marcássemos a data. Não seria exagero dizer que o casamento se deu pelos motivos errados, até porque nunca fui apaixonada por ele. Era um rapaz educado – um policial militar, que passava a imagem de segurança que minha mãe e meus avós desejavam –, tinha um bom papo, era bonito, a família aprovava, e naquela época eu achava que isso seria suficiente.

Assim, me casei aos 21 anos e, para alívio da família, eu e Euclice voltamos a ter um homem dentro de casa. Sim, porque depois do casamento continuei morando na casa da mamãe, e meu marido se mudou para lá.

O plano inicial era totalmente diferente: durante o noivado, aos poucos montamos o enxoval, procuramos apartamento e estávamos com a papelada pronta para alugar. Mas, depois da morte do papai, não tive coragem de deixar mamãe sozinha. Eu tinha me tornado "filha única de mãe viúva", e todo mundo falava que era importante que ficássemos juntas. Eu até preferiria que ela se mudasse para o apartamento que eu e meu então marido escolhêssemos, mas em termos práticos isso não fazia sentido, porque o apartamento dela era grande e próprio. Com medo de ficar sozinha, mamãe ficou feliz com a possibilidade de morarmos os três juntos, e ainda nos cedeu o maior quarto da casa, o que bastou para virar assunto em Vista Alegre e a vizinhança comentar:

– Euclice é uma santa, vai direto para o céu – diziam.

Eu ficava de boca calada, mas pensava: "Se eles soubessem..."

A despeito de todas as queixas de Euclice sobre sua filha caçula, juro que não fui uma criança que dava preocupação. Atravessei a adolescência sem beber, sem fazer uso de drogas e ainda me casei virgem! Hoje em dia está claro para mim que subi ao altar menos pelo meu próprio desejo, e mais porque mamãe queria me ver casada.

Pensando bem, sinto que a vida toda eu só queria que ela fosse feliz e, se possível, permitisse que eu também buscasse a minha felicidade.

CAPÍTULO 9: 2016

O bom do Alzheimer

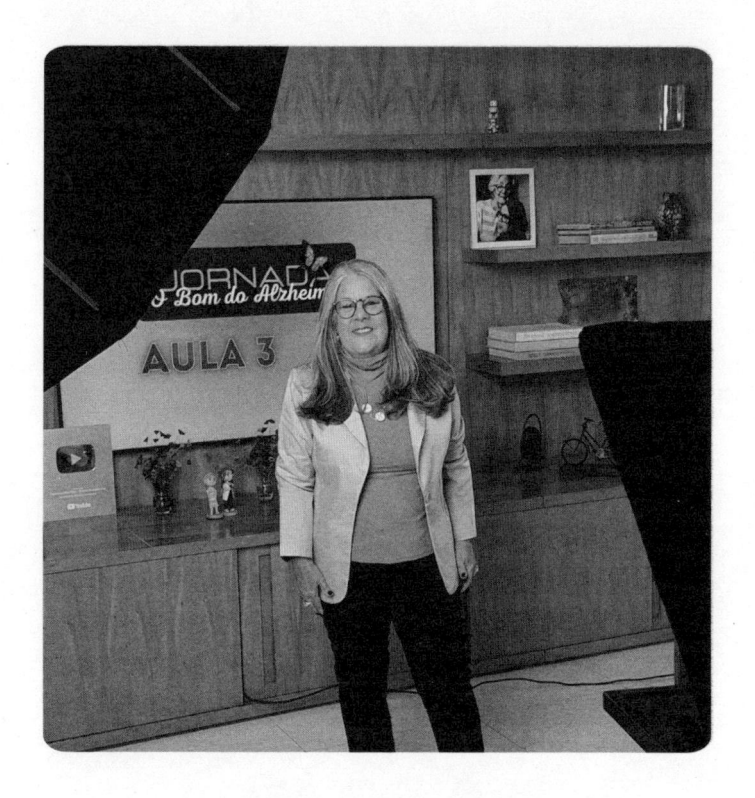

*Uma nova carreira impulsionada
pelas redes sociais.*

"Tenho um familiar com Alzheimer em casa" era o nome do grupo que encontrei no Facebook, procurando conhecer pessoas que, como eu, estivessem enfrentando os desafios da doença. Porém, em vez de partilha, o que encontrei foi desespero em postagens que descreviam situações duras, vídeos de momentos de crise, queixas de cuidadores exaustos, pessoas idosas tirando todas as roupas do armário, familiares em sofrimento por causa da privação de sono, enfim, um lugar de lamentação e revolta.

Naturalmente me identifiquei com a dor inerente à doença, revivi momentos difíceis pelos quais já tinha passado e temi por outros que poderia ainda vir a passar, uma vez que aquele conteúdo era incômodo justamente por escancarar a realidade de como é cuidar de um familiar com Alzheimer. Em seguida, entretanto, fui tomada pela vontade de mostrar que tudo poderia ser mais leve, como eu vinha aprendendo nos primeiros anos cuidando da mamãe.

Resolvi participar da comunidade postando vídeos de

momentos bons, em que ela cantava, brincava com a sua boneca ou simplesmente sorria. Mostrei também a forma como eu falava com ela, com calma e delicadeza, até em rotinas desafiadoras como a hora do banho. Depois de ter encontrado tantas cenas deprimentes, minha intenção era ajudar aquele grupo de alguma forma e inspirar as pessoas a tentar ver o Alzheimer com um olhar diferente.

No princípio deu certo: outros participantes começaram a perguntar por mamãe, pedindo notícias da Francisquinha – como optei por apresentá-la nas redes sociais. Seu nome de batismo finalmente começou a ser usado. Mas, para minha surpresa, o nosso jeito provocou incômodo.

O moderador original do grupo havia saído da rede após a morte do familiar, e naquele momento surgiu um novo responsável, que se mostrou insatisfeito com o destaque que a nossa presença estava ganhando. Alegou que eu estaria usando o grupo só para "ganhar *likes*", como se as minhas postagens não fossem reais. Argumentei que aquele era de fato o nosso dia a dia, que provava ser possível construir uma rotina mais leve, mas não houve conversa e fui excluída do grupo.

A partir dali, quando dava vontade, postava um vídeo ou outro no meu perfil pessoal. Uma pessoa do antigo grupo me encontrou e partilhou minha página com os demais participantes, que começaram a me seguir. Um deles era uma psicóloga que, vendo potencial nas minhas postagens, sugeriu que eu criasse um canal no YouTube. Era uma ideia que nunca tinha passado pela minha cabeça, mas na hora pensei: por que não?

Foi assim que, em maio de 2016, criei o canal "O bom do

Alzheimer" no YouTube, mostrando como era o meu dia a dia com mamãe. Como eu não tinha qualquer pretensão, postava do meu jeito: gravava vídeos na vertical (depois aprendi que na horizontal era mais adequado), não tinha frequência de postagem nem padrão, fazia vídeos longos demais, tudo de forma inteiramente espontânea. Eu ligava a câmera e pronto.

O que aconteceu foi que, sem seguir nenhuma cartilha ou qualquer orientação, o canal começou a crescer organicamente. Não sei explicar o motivo, mas imagino que isso tenha acontecido porque o Alzheimer costuma ser tratado apenas com pesar, e de repente as pessoas encontraram um conforto no meu modo de enxergar a doença, tentando lidar com mamãe com leveza.

Desde o início era gratificante alimentar o canal, por poder trocar experiências com pessoas que estavam no mesmo barco que eu. Ainda que o simples prazer da partilha fosse suficiente para que eu continuasse postando, em agosto de 2016 recebi uma correspondência do YouTube que me credenciava a monetizar o canal. Eu tinha alcançado mil inscritos e atingido o número mínimo de horas assistidas em todos os vídeos. Num primeiro momento não entendi nada. Como assim? Eu nem sabia que o YouTube oferecia algum tipo de remuneração! Foi então que me dei conta de que poderia ganhar dinheiro com o que estava fazendo. E foi na hora certa, porque eu de fato precisava de uma renda.

Aquilo renovou meu entusiasmo, e resolvi me empenhar para fazer as coisas da melhor maneira possível. Chamei o pai do meu neto, que entendia de internet, e pedi a ele que me ajudasse a cumprir os requisitos que constavam na carta:

criar uma conta no Google Ads e ter uma conta bancária com número IBAN, para receber em dólar. Era um processo complicado que eu não dominava, mas no final entendi que precisaria acumular 100 dólares para então poder retirar o dinheiro. Desanimei, pois achei que fosse demorar cerca de um ano para chegar lá, mas, para minha surpresa, dois meses depois, o meu saldo era de 180 dólares. Meu Deus, eu tinha uma renda!

Com esse resultado concreto, havia chegado a hora de organizar melhor o canal: me propus a fazer três vídeos por semana, partilhando o que eu tinha aprendido na prática sobre o Alzheimer ao cuidar da mamãe. Além disso, passei a fazer duas *lives* semanais em que eu incentivava os seguidores a deixarem suas dúvidas, para que eu pudesse ajudá-los.

Recebi uma verdadeira avalanche de perguntas – mais de cem por dia. Cheguei a ter 300 comentários em uma única postagem, o que me obrigou a escolher as mais pertinentes ou as que se repetiam e pareciam interessar a mais seguidores.

Surgiam perguntas de todo tipo, das mais inadequadas – por exemplo, sobre os valores que pago às pessoas que me ajudam – às mais curiosas – qual a sandália que a mamãe usa, o que tem no mingau dela, que hidratante ela usa.

A maior parte, no entanto, eram pedidos de ajuda de ordem prática: como convencer a pessoa doente a comer ou tomar banho, como dar remédio ou escovar os dentes. Uma dúvida bastante comum é: "Como faço para que meu familiar aceite morar comigo?" Respondo: "Diga que é você quem está doente e precisa da ajuda dele, morando com você. E não demore, porque a pessoa com Alzheimer não pode ficar sozinha."

Outro pedido de socorro muito comum diz respeito à dificuldade para dormir. Durante a pandemia de covid-19, mamãe acordava todo dia às três da manhã. Como eu não podia deixá-la sozinha, íamos juntas para a sala assistir "Galinha Pintadinha" na TV. Depois essa fase passou, e ela começou a dormir como se fosse uma adolescente. Se eu não acordá-la, é capaz de ficar a manhã toda na cama.

Um comportamento clássico de quem tem Alzheimer e que eu vi na prática é a chamada "Síndrome do pôr do sol". Acontece no momento em que anoitece: a serotonina cai e a pessoa com demência fica agitada. Nessa hora, o paciente sai à procura de aconchego, mostrando-se ansioso ou com medo. Minha mãe falava que queria "ir para casa", mas naturalmente ela já estava em casa. Entendi que isso acontece porque "casa" não é apenas um lugar físico, mas um sentimento de amor e segurança. Então, se ela sentia medo ou ansiedade, era comum dizer que queria "ir para casa", quando no fundo estava precisando de atenção ou de um carinho. Foi uma conclusão a que cheguei por conta própria, divulguei nas minhas redes e que agora está disseminada na internet, o que é uma prova do alcance e da relevância do trabalho que fazemos.

No começo do canal, cheguei a divulgar o meu WhatsApp pessoal para acolher as pessoas que tinham urgência. Com o crescimento, passei a oferecer apenas o e-mail ou levei as questões para as *lives*. Ganhar a placa de 100 mil inscritos foi um marco que me fez seguir com mais didática, oferecendo conteúdo mais interessante e estruturado. Só mais tarde entrei no Instagram, e o perfil alcançou a marca de 1 milhão de seguidores em 2024.

Foi um crescimento orgânico, que se deu sobretudo através de muito compartilhamento. Sei que existem milhões de pessoas que não me conhecem e que se beneficiariam muito de ter acesso aos conteúdos que posto, por isso passei a usar o Instagram para falar de forma cada vez mais educativa e sugerir que partilhem meus vídeos com quem está precisando. E, é claro, a Francisquinha é muito carismática, o que ajuda bastante.

Entretanto, também recebo críticas. Entre meus familiares e amigos mais próximos, todo mundo gosta do canal e apoia o que faço. Mas tenho duas tias, por exemplo, que questionam o tamanho da nossa exposição. Embora eu sempre explique que meu desejo e motivação principal é ajudar pessoas que estão passando pelo mesmo que eu, o disse me disse persiste, como acontece em muitas famílias.

~

Em 2020, às voltas com o diagnóstico de demência da mãe, a atriz Monique Curi me descobriu no YouTube. Ela me procurou, dizendo que ficou encantada com a minha forma de lidar com o Alzheimer e com a mamãe, e então me convidou para uma entrevista em seu próprio canal do YouTube, "Jeito de Ser". Depois daquele dia, ela passou a me seguir e a usar as minhas estratégias. Com o tempo, Monique percebeu que os meus seguidores pediam que eu criasse um curso, entendeu que havia uma demanda e sugeriu que entrássemos juntas nessa empreitada, como sócias. Assim surgiu o Método LoveCare.

Criei o conteúdo do curso com o propósito de ajudar

a quem precisa, lembrando de coisas que eu gostaria que tivessem me ensinado no início da minha jornada com o Alzheimer. Eu pensava em perguntas como "O que fazer depois de receber o diagnóstico?", e então respondia com listas de instruções objetivas, como tirar xerox dos documentos e guardar consigo os originais – sei disso porque muitas pessoas idosas acabam rasgando a carteira de identidade e depois é a maior trabalheira para tirar segunda via. Ou tratar de conseguir a curatela, que é uma medida judicial em que alguém é nomeado responsável legal pela pessoa que não tem mais capacidade de gerir sua própria vida e seus bens, e é bem mais eficaz do que uma procuração de plenos poderes. No curso, eu antecipo o que vai acontecer, para que a pessoa que cuida possa estar preparada.

Busco temas que ajudem no dia a dia, como por exemplo o cuidado com a saúde. Procurar um otorrino pra ver se o paciente ouve bem, porque sem aparelho auditivo muitas pessoas idosas se desconectam do mundo, acelerando o progresso da demência. Se não fez cirurgia de catarata, deve tentar fazer logo, porque o pós-operatório é complicado. Se surgir problema dentário, é preciso ter um odontogeriatra que atenda em casa. Além disso, passei a oferecer sugestões para a hora do banho, da alimentação, cuidados com o sono, oferta de água e muitas outras coisas que aprendi na prática, não nos livros.

Assim fui criando os módulos do curso, investindo em leituras, conhecimento e também em tecnologia, até chegar ao formato que temos hoje. No início eu era uma professorinha de cabelo curto, gravando pelo celular, escrevendo em um *flip chart* e depois pagando alguém para fazer a edição. Como houve bastante procura, pude investir em uma equipe mais robusta e em equipamentos melhores, para oferecer o curso LoveCare da forma como ele é hoje, conquistando milhares de alunos.

O curso tem todo o conteúdo que ofereço para os meus seguidores no Instagram, organizado em módulos. O que quero é disseminar informação e ensinar o que aprendi com o intuito de aliviar o sofrimento de quem tem a doença e de quem cuida.

Ter sido remunerada pelo YouTube foi muito importante para mim na época em que aconteceu, pois me abriu as portas para investir em mais conteúdo de qualidade, mas nunca foi algo que desse para sustentar uma família. A venda do curso é outra forma de gerar renda a partir do meu conhecimento e do trabalho de toda uma equipe, assim como as "publis" que aparecem de vez em quando. Consegui alcançar a segurança financeira, mas não vou ficar milionária.

Cada conquista é sempre comemorada. A primeira vez que participei de um programa de televisão foi em 2019, no *Encontro* com a Fátima Bernardes, que me deu muita visibilidade. Depois disso, foram vários convites bacanas, como o da Cissa Guimarães para ser entrevistada no *Sem Censura*, e outros programas como *É de Casa* e *Fantástico*. Além disso, dei entrevistas para revistas como *Claudia* e *Vogue*, e participei de podcasts, como o da Dra. Ana Beatriz Barbosa Silva. São reconhecimentos que me dizem que estou no caminho certo, procurando aprender e ensinar.

Depois que terminei o curso de pedagogia, ainda sentia falta de mais conhecimento. Eu seria uma pedagoga falando sobre demência? Percebi que precisava de uma formação em envelhecimento para poder falar com mais propriedade sobre o assunto. Resolvi, então, fazer o curso de gerontologia, que me credenciou a oferecer atendimento sobre tópicos como fisiologia, políticas públicas e outros temas da velhice. Ter feito essa graduação também conferiu maior autoridade à minha apresentação. No entanto, embora tenha aprendido muitas coisas relevantes, sinto que nessa formação falou-se pouco sobre demência. Não foi o curso de gerontologia que me ensinou a lidar com o Alzheimer. Posso dizer sem medo que a prática é uma excelente professora e que o meu maior conhecimento é empírico.

É muito importante falar sobre os comportamentos da pessoa com demência, algo que em geral os médicos não fazem. Por exemplo, uma pessoa me procurou dizendo que o marido, com Alzheimer, estava implicando com o filho adulto, como se ele fosse um amante. O rapaz chegava do trabalho, beijava a mãe e conversava com ela. O marido não o via mais como filho, e sim como rival. Nesse caso, sugeri que a mulher se afastasse no momento de chegada dele e deixasse pai e filho se cumprimentarem antes, que o filho levasse algum tipo de presente – uma revista, um pão doce – para o pai, que aos poucos foi reconquistado. Isso não aprendi na faculdade, mas convivendo com a mamãe.

Meus aprendizados e, portanto, meus ensinamentos partem de uma pessoa que cuidou, deu banho, trocou fralda, fez de tudo – e observou muito. Na faculdade, ouvi um colega dizer que o curso ensina a tratar, não a cuidar. Essa frase ecoava na minha cabeça no meio da madrugada, enquanto eu criava técnicas para acalmar a mamãe quando ela não conseguia retomar o sono.

Os médicos nunca me anteciparam que mamãe acordaria com medo ou se sentiria insegura na hora de dormir – um comportamento não apenas comum como também compreensível, porque as pessoas idosas ficam desorientadas, às vezes esquecem onde estão, não sabem o que farão no dia seguinte. A solução proposta na maioria dos casos é medicar, e muitos doentes tomam um remédio para dormir e outro para acordar. Euclice, não. Se ela acorda, fico ao lado e dou a mão, até que ela pegue no sono.

～

Falar com a câmera do celular é solitário, e só sei que o alcance é grande porque vejo o número de seguidores. Até hoje não me acostumei a ser reconhecida na feira, no mercado, na banca de jornal. Já vieram falar comigo em uma estação de trem, e até num shopping em Portugal reconheceram minha voz. Nas *lives* costumo perguntar de onde estão me assistindo: tem gente até no Japão!

Eu me surpreendo muito quando me reconhecem, me abraçam e me agradecem, o que me deixa feliz e comovida por alcançar tanta gente. Fazendo *lives* de dentro do meu quarto, consigo ter um alcance enorme. Isso mostra quanta gente quer aprender.

Depois de me ouvirem contar o que tirei de melhor do convívio com a mamãe, a maior parte dos comentários que recebo é de agradecimento. Tenho seguidores que já perderam o familiar e lamentam não terem me conhecido antes. Outros entram só para ver a Francisquinha, porque viraram fãs. Tem quem diga que não convive com ninguém que tenha Alzheimer, mas mesmo assim me segue porque gosta do meu jeito de falar sobre amor e família. Outros descobriram, graças aos meus vídeos, que um familiar está nos estágios iniciais da doença. Não custa repetir mais uma vez: prestar atenção nos comportamentos das pessoas idosas é da maior importância, porque quanto antes forem implementados o tratamento e os cuidados específicos, mais tempo de autonomia o paciente terá.

Quando falo sobre como lidar com a agressividade, a reação mais comum é: "Nossa, era tão simples e eu não enxergava." Muitos perguntam se ainda dá tempo de mudar. Respondo que você pode levar amor a qualquer momento, não importa se o doente está na fase avançada ou mesmo se está acamado. É preciso entender a doença para mudar a forma de olhar para o doente. Depois que entendi isso, voltei a enxergar mamãe por trás do Alzheimer. Ela ainda está ali.

Uns chegam a mim por curiosidade, outros por desespero, mas o que faz com que permaneçam comigo é o amor pelo seu familiar. Por isso, tento ensinar a falar com mais carinho e empatia com aquela pessoa que envelheceu, que às vezes nem tem Alzheimer, mas vai se beneficiar do meu conteúdo. É importante entender que a velhice chega para todos – a alternativa é a morte.

Enxergue a pessoa por trás da doença

Mesmo na fase avançada do Alzheimer, a pessoa ainda demonstra sua personalidade e seus desejos – se conseguirmos enxergar. Nem sempre é fácil, pois a doença faz aflorar comportamentos muito diferentes, que nos levam a ter dificuldade de reconhecer nosso próprio familiar. Mamãe, por exemplo, em certa época deu para falar muitos palavrões, coisa que jamais havia feito em toda a vida. Sem falar nas ocasiões em que ela dizia para as pessoas que eu, sua única filha, não era flor que se cheirasse e que eu roubava dinheiro dela.

Interações e atividades que reconheçam a história e a personalidade única da pessoa com Alzheimer são essenciais para manter sua dignidade e individualidade. Pequenos gestos de reconhecimento e carinho podem fazer uma grande diferença no bem-estar emocional.

Atividades como ouvir e cantar músicas favoritas (o poder da música é muito impressionante!), folhear álbuns de fotos e participar de pequenas atividades cotidianas ajudam muito. Foque nas capacidades que a pessoa ainda tem, não apenas nas perdas causadas pela doença.

Procure criar um ambiente em que o paciente se sinta seguro e amado. E nunca se esqueça que ele ainda tem preferências e sentimentos que devem ser respeitados e valorizados.

CAPÍTULO 10: 1982-1996

De mãe para filha

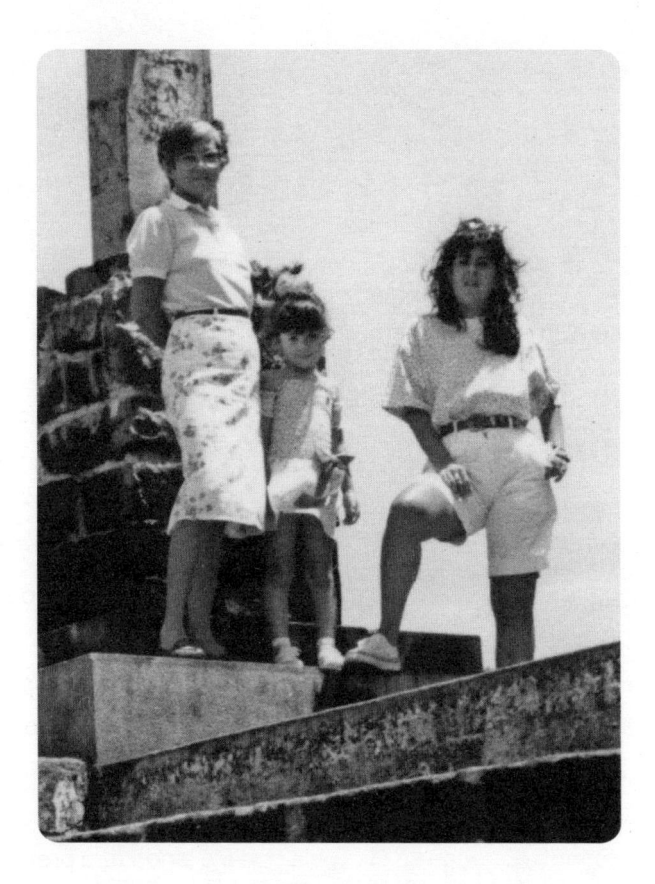

Mamãe, minha filha Carol e eu, em 1988.

Com pouco tempo de casada, engravidei. Queria muito ser mãe e trazia no coração a certeza de que teria uma menina que se chamaria Carolina. Não sei se era a hora certa ou não, mas pesou demais o fato de eu achar que se tornar avó mudaria o rumo da vida da minha mãe. Naquele momento, desejo ainda maior do que o de ter um filho era o de dar um neto (ou neta) para Euclice.

Eu não estava enganada. Ela ficou feliz ao receber a notícia de que seria avó, me ajudou a arrumar o quarto e a montar o enxoval. Ainda bem que o ultrassom confirmou que era menina, porque já tínhamos comprado calcinha de babado e brinco.

Nasceu Ana Carolina, primeira filha, primeira neta, primeira bisneta, primeira sobrinha, primeira tudo! Mamãe ficou muito agarrada com a neta: tomava conta, levava para passear e ficava com ela enquanto eu trabalhava. Ela sempre adorou bebês, e no começo foi uma avó extremamente atuante e carinhosa. Foi um período em que pude enxergar nela uma pitada de alegria: ela gostava de organizar a casa, de participar da rotina da neta e de arrumar a farda do meu marido. Parecia que a vida dela estava mais preenchida.

No entanto, conforme a neném foi dando lugar a uma menina com suas vontades e desafios típicos da idade, a relação foi se transformando. A verdade é que eu, como ninguém, sabia que o jeito de Euclice educar era severo.

～

Quando Carol completou 5 anos, resolvi me separar. Eu não tinha do que me queixar do meu marido como pessoa, mas a nossa relação era muito fria e nos tratávamos como amigos, um bom motivo para eu tomar a iniciativa da separação. A reação dele foi péssima, e quem também não gostou nada foi Euclice, que passou a fazer uma enorme pressão para que eu mudasse de ideia. No fundo, acho que ela não queria que eu aproveitasse a vida de solteira.

Como eu já tinha conquistado a independência financeira graças ao meu trabalho, não queria permitir que ninguém me colocasse rédeas. Quando queria sair, levava a Carol junto comigo. Saía com ela no colo, ia para barzinhos na Cinelândia e na Lapa, ou para festas em Santa Teresa. Carol dormia com facilidade e parecia não se importar, então não era sofrido para ninguém.

No entanto, a cobrança da família para que eu retomasse o casamento era tamanha que em dado momento sucumbi. Durante o período em que estive separada, para onde eu olhava encontrava sofrimento: ex-marido triste, Euclice de cara fechada, Carol sem pai. Eu queria sair e me divertir como uma mulher independente, mas não aguentei a pressão. Reatar o casamento pareceu a opção certa: pelo menos eu sairia do papel da vilã que deu o fora no pai da filha. Naquele momento, achei que valia a pena – afinal, na minha lista de prioridades os meus próprios desejos vinham em último lugar.

Para iniciarmos uma vida nova, engravidei pela segunda vez.

Durante a gestação, me atormentava a sensação de que seria impossível amar o segundo filho da mesma maneira que amava a Carol. Acredito que muitas mães tenham esse receio na segunda gravidez, principalmente aquelas que, como eu, não foram as primeiras a nascer e sofreram a vida inteira colhendo evidências de nunca terem sido as preferidas de sua mãe. Esse receio foi embora quando o neném chegou, mostrando que com o segundo filho o amor não diminui – ao contrário, multiplica-se.

Eu tinha certeza de que seria outra menina, então comprei brincos e calcinha novamente. Mas quando fiz a primeira ultrassonografia veio a notícia que me surpreendeu e me alegrou: eu seria mãe de um menino, algo que até então nunca tinha imaginado.

Na manhã em que cheguei com Ricardo da maternidade, foi um alvoroço: Euclice, vizinhos, parentes, todo mundo queria ver o bebê. Minha preocupação, no entanto, era a Carol: onde estava minha filha? Encontrei-a escondida dentro de uma barraca da Turma da Mônica. Ela mostrou sentir um pouco de ciúme, como é natural. Então eu a chamei, botei na cama e ficamos todos juntos. Algumas visitas inconvenientes chegavam, elogiavam o bebezinho como se a irmã não estivesse ali e ainda diziam que a mais velha ficaria de lado.

Se conto tudo isso é para dizer que, mesmo não tendo recebido o cuidado e o amor que eu gostaria quando criança, me preocupei em procurar ajuda psicológica e me instrumentalizar para exercer a maternidade como eu achava que deveria ser.

Desde o primeiro dia, Euclice se mostrou encantada por Ricardo. Cansada de lidar com a personalidade de uma menina de 5 anos, ela sentia mais prazer em tomar conta de um bebezinho. Instantaneamente, Ricardo virou o neto preferido. Era Ricardo isso, Ricardo aquilo, Ricardo, Ricardo. Mamãe estava tão encantada que achei que havia algo mais ali.

A semelhança física entre Ricardo e Rogério era impressionante, todo mundo dizia que um era a cara do outro, parecidos na fisionomia e no temperamento. Tais comentários, aliados ao fato de mamãe estar tão ligada a ele, me fizeram começar a desconfiar de que havia uma ligação espiritual entre os dois. O próprio Ricardo, com o tempo, dizia sentir que era a reencarnação do tio, o que justificava o tamanho do amor que a avó sentia por ele.

Enquanto Ricardo era igual ao meu irmão, Carol era mais parecida comigo e experimentou o mesmo que eu: rejeição.

Como toda mãe, errei e acertei na maternidade. Para mim, o fundamental foi que tentei acertar, e tentei muito. Diante do pouco que recebi, me esforcei para ser o melhor para a Carol, para o Ricardo e para os dois como irmãos, mas é claro que fracassei muitas vezes, algumas delas por causa do desejo cego de agradar mamãe. Por medo de enfrentá-la, tomei decisões sérias e equivocadas, como forçar meus filhos a fazerem primeira comunhão, por não ter coragem de dizer que não era católica e que não queria que meus filhos fizessem catecismo. Seria o certo, mas, para não dar esse desgosto à mamãe, me submeti.

Por mais que tenha procurado terapia e tomado consciência de alguns comportamentos que não queria repetir, também tenho os meus traumas e as minhas feridas. O passado respinga na minha maternidade de alguma maneira, porque a forma de educar passa de uma geração para a outra – na minha casa, de mãe para a filha. É preciso muito conhecimento e maturidade para romper ciclos e inaugurar novas formas de cuidar.

~

Depois do nascimento do segundo filho, eu poderia dizer que o casamento esfriou, mas a verdade é que nunca havíamos sido de fato um casal apaixonado. Tive um casamento que durou longos anos e me rendeu dois frutos maravilhosos, apesar de eu nunca ter me sentido a mulher da vida do meu ex. Na prática, a gente vivia bem, viajava, não brigava, ele era um ótimo pai, tínhamos o mesmo nível de comprometimento emocional e éramos bons amigos, então ficamos juntos por comodismo. Havíamos nos unido pelas nossas carências: ele sentia necessidade de ter uma família, e eu queria dar segurança para mamãe.

Entre o nascimento de Ricardo e o dia da separação, houve um crescimento: o meu. Cresci como mulher e como profissional e nem sequer sentia falta da relação conjugal. Até que, com 35 anos, despertei. Eu queria mais do que tinha, e isso não seria difícil, posto que tinha pouco. Brotou em mim o desejo imbatível e urgente de viver uma paixão. Por isso, não teve jeito e, mesmo contra a vontade de Euclice, veio a separação definitiva.

Meu ex-marido não queria se separar e dificultou o processo quanto pôde. Ele dizia que eu havia destruído a vida dele, e eu, de certa forma, concordava. Achava que tinha destruído não só a vida dele, como a dos meus filhos e a da mamãe, que àquela altura não se opôs, percebendo que eu tinha me tornado uma pessoa autônoma e que, portanto, ela não conseguiria mais me segurar.

Mesmo que a culpa pesasse sobre os meus ombros – eu havia rasgado aquele retrato de família, todos juntos, sorridentes e infelizes –, não seria justo mais uma vez abrir mão do meu desejo pelo bem-estar alheio. Eu tinha me apaixonado por mim mesma, e minha autoestima estava lá em cima. Era proprietária de um apartamento e a realização profissional fazia com que eu me sentisse linda.

Com o desquite, meu primeiro marido se separou de mim – por minha vontade – e dos dois filhos – por vontade dele. Desquitada, tive alguns relacionamentos e pude curtir um pouco da liberdade que tanto me encantava, mas eu intuía que aquela seria apenas uma fase. Sabia que, em algum momento, encontraria o homem da minha vida.

CAPÍTULO 11: 2017-2020

Formas de cuidar

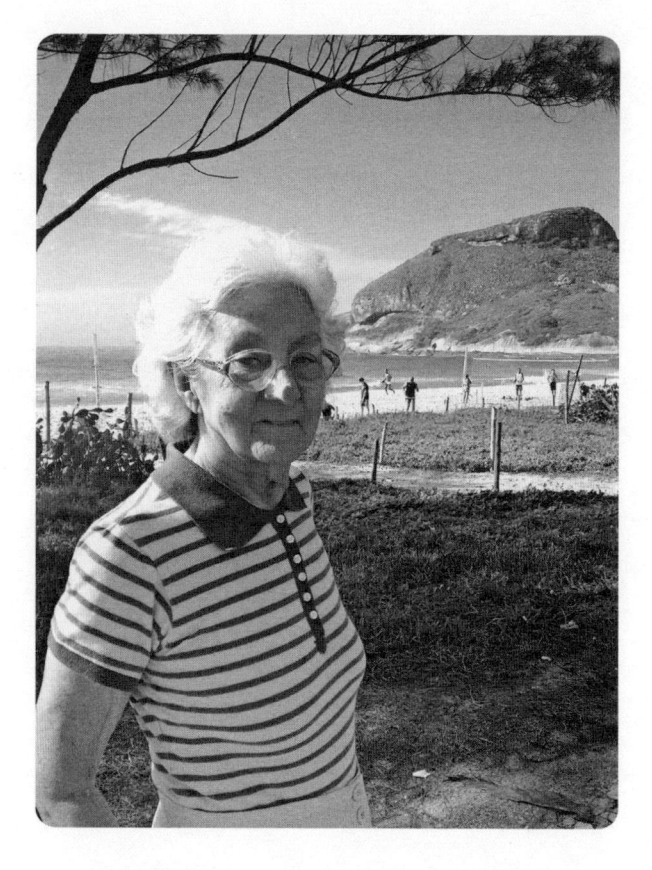

Curtindo a praia, numa fase mais avançada da doença.

Desde o diagnóstico de Euclice até o primeiro vídeo no Facebook passaram-se seis anos de muito aprendizado. No início, eu era aquela filha que sentia culpa por não ter paciência, achava que todos os dias eram ruins e ia dormir sem conseguir tomar banho. Foi preciso tempo e compaixão para sair desse lugar e enxergar o Alzheimer como uma possibilidade de ressignificar a relação entre mim e minha mãe.

Quando comecei a postar no Facebook, eu não tinha nenhuma ajuda profissional com a mamãe, nenhuma cuidadora. Cuidava da minha neta até a hora de ela ir para a escola, da mamãe com Alzheimer e do meu neto bebê, que em seguida receberia o diagnóstico de TEA – transtorno do espectro autista. Ainda tomei outros tombos até entender que eu precisava de ajuda sistematizada e constante.

Além do auxílio de amigos e familiares, que é superimportante e mostra que não estamos sozinhos, eu não tinha mais como negar que ter um braço direito para encarar o dia a dia da doença traria muitos benefícios para mim e para Euclice. Enfim consegui entender que tinha chegado a hora de contratar um cuidador.

De início tentei implementar um esquema de plantão, em que não precisaria assinar carteira de trabalho, revezando três ou quatro funcionárias. A ideia, que na teoria parecia boa, na prática não deu certo. Me deparei com pessoas que não sabiam cuidar ou que não toleravam comportamentos comuns em quem tem Alzheimer, como por exemplo xingar ou ser agressivo em situações de estresse como o banho. As candidatas não sabiam lidar com ocasionais gritos da mamãe, com a sua resistência ao cumprimento de rotinas ou mesmo com sua recusa (às vezes com tapas) em beber água – e tudo isso faz parte da realidade de uma pessoa com demência.

Fora isso, passaram pela minha casa pessoas que se aproveitaram da nossa vulnerabilidade. É triste, mas, por diversas vezes, tendo que administrar os compromissos e o avançar da doença, percebi que estava sumindo dinheiro. Demorei a notar, porque acreditava estar cercada de pessoas nas quais podia confiar. Quando dei por mim, até sem notebook estava, e perdi todas as minhas joias. Foi tudo embora.

Com esse aborrecimento, voltei atrás e teimei em ficar sem cuidador. Seríamos só nós. Pronto! Pouco tempo depois, entretanto, voltei a me sentir sobrecarregada, adoeci e a situação se mostrou insustentável. Ter uma diarista foi o que me salvou.

Vanessa fazia uma boa faxina e, enquanto cumpria suas tarefas, observava a maneira como eu e mamãe nos relacionávamos: o jeito de falar, as refeições, as rotinas... Ela era amorosa, honesta e se prontificou a ajudar no banho. Se eu precisasse sair, ela se dispunha a ficar sozinha com a mamãe. De repente, me dei conta de que o cuidador que tanto procurei estava debaixo do meu nariz! No fim das contas, Vanessa tinha feito um "estágio", em que pôde aprender a melhor forma de cuidar de uma pessoa com Alzheimer, e durante a sua "graduação" já havia assumido algumas tarefas.

Fiz a proposta de carteira assinada de segunda a sexta, de nove da manhã até cinco da tarde, e ela aceitou. Estamos juntas desde então, e Vanessa costuma dizer que não sai da minha casa por nada. Com o maior entendimento da doença e das minhas limitações, pude adotar um sistema em que Vanessa, como cuidadora, lida com as questões da mamãe e uma diarista auxilia nas tarefas domésticas.

Depois de alguns anos cuidando sozinha da mamãe, esse tem sido o meu jeito de cuidar: com ajuda, mas sempre à frente de todas as decisões relativas a ela, vivendo sob o mesmo teto, passando as noites sem folguista, com resiliência e sobretudo amor. Isso não quer dizer que todo mundo tenha que fazer da mesma forma, é claro. É importante que cada família encontre o modelo que melhor funcione no seu caso, sem tabus ou julgamentos.

Sei que muita gente não tem como arcar com os custos de um ou dois funcionários em casa. Por isso incentivo a busca por fontes de renda que possam garantir alguma autonomia. Por exemplo, durante algum tempo, em todo consultório médico a que levava a mamãe, eu deixava um punhado de folhetos no balcão da secretária, oferecendo serviços de auxílio a pessoas idosas para ligar o computador, entrar na internet, usar WhatsApp e criar conta nas redes sociais. Como não tinha como voltar para o mercado de trabalho, tive que me reinventar, e incentivo meus seguidores a fazerem o mesmo para que ninguém fique desamparado.

No caso de uma família que tenha boas condições financeiras, a decisão de levar uma pessoa idosa (com ou sem demência) para um lar de longa permanência não significa que ela não seja amada. Com a minha sogra foi assim. Quando a cuidadora dela se aposentou, ela não podia ficar na minha casa, porque não se dava bem com Euclice: as duas implicavam tanto uma com a outra que chegavam a ter crises de pressão alta. Além disso, meu marido perdia a paciência e eu ralhava com ele, reclamando da forma como ele tratava a mãe. Explicava que é preciso acolher, administrar sem discutir, ou não se consegue nada. Depois ele me agradeceu por ter visto de perto como eu sou amorosa com a mamãe e os frutos que colho desse amor. Pelo poder do exemplo, ele mudou a forma de tratar a própria mãe e transformou sua relação com ela, o que me deixa imensamente feliz.

Nesta e em outras oportunidades pude conhecer algumas instituições em que vi muito zelo por parte dos profissionais envolvidos. Desde a mais simples à mais sofisticada, enxerguei amor, e acredito que uma boa casa de repouso pode ser uma excelente opção para determinadas famílias.

No Brasil é comum associar casa de repouso a abandono, mas a verdade é que em muitos casos a pessoa idosa está abandonada dentro da casa dos filhos. Cuidar vai além de dar comida, remédio e banho. Se por algum motivo a família não dá conta de cuidar de um familiar que tem Alzheimer, ele pode ficar bem numa casa de repouso.

Do rico ao pobre, todo mundo que não morre jovem vai

envelhecer, portanto precisamos parar de julgar e aceitar que cada família terá um arranjo. Conheci um filho que visita a mãe todos os dias na hora do almoço numa instituição de longa permanência para pessoas idosas. Isso é abandonar? Claro que não! É importante mudar o olhar. Fora do Brasil, as famílias estão mais acostumadas aos filhos saírem cedo de casa e não voltarem para cuidar dos pais na velhice. É urgente mudar esse rótulo, para que todos se conscientizem de que a casa de repouso é uma forma muito digna de cuidado.

Por outro lado, algumas pessoas idosas dizem que não querem dar trabalho, e que vão para uma casa de repouso andando com as próprias pernas. A elas, relembro que é importante se preparar financeiramente para arcar com os custos, que são altos. Pedir que o filho as coloque numa casa de repouso pode gerar um enorme sentimento de culpa caso não haja condições financeiras para sustentar essa decisão.

∼

Uma coisa que aprendi com a Dra. Ana Claudia Quintana Arantes, que foi uma grande influência para mim, é que "estar disponível" não é a mesma coisa que "estar disposto". Estar disponível significa ter tempo, mas a pessoa que tem tempo não necessariamente tem disposição para tomar para si toda a carga envolvida em cuidar de um familiar com Alzheimer. Estar disposto é saber que haverá desafios enormes a enfrentar, o que faço com amor e gratidão.

No meu caso, eu não estava disponível, uma vez que trabalhava sete dias por semana, mas não tive alternativa, porque não tinha irmãos com quem dividir nem condição financeira para arcar com os custos de uma casa de repouso. Deixei de lado a minha profissão porque estava disposta a cuidar da mamãe e saí do mercado precocemente (antes dos 50 anos) para poder cuidar dela – sem estar aposentada e, portanto, sem ter uma renda. Fiz por amor, o que não significa que outras escolhas sejam sinais de desamor.

Digo isso porque vejo acontecer com frequência a seguinte situação: a pessoa que está desempregada (ou trabalha como autônoma), que não constituiu família ou que, por algum motivo, morava com os pais é considerada "disponível" e fica encarregada de cuidar do familiar que recebeu o diagnóstico de Alzheimer. Porém nem sempre essa pessoa é a mais adequada para a função. Ela pode estar deprimida ou enfrentar dificuldades financeiras ou psicológicas, e não terá capacidade de exercer bem o papel de cuidadora. Embora haja quem pense que sim, é importante ressaltar: a filha solteira ou desempregada não é obrigada a cuidar sozinha de ninguém (escrevo no feminino porque esta é a realidade na grande maioria dos casos).

Para completar, entre os meus seguidores surgem muitas reclamações sobre irmãos que, além de se eximirem da árdua tarefa do cuidado, ainda se recusam a contribuir financeiramente. Ou seja, a pessoa desempregada de um dia para o outro vira cuidadora e precisa se virar para sobreviver, enquanto o irmão (que tem trabalho e família) não ajuda no cuidado, não aparece, não toma conhecimento do que está se passando e tampouco divide as despesas.

Em outros casos, os irmãos contribuem financeiramente e acham que suas obrigações terminam por aí. Não visitam, não se envolvem e ainda pensam que, porque pagam, têm o direito de determinar como será a rotina e a gestão da casa onde mora o familiar com Alzheimer, tirando daquele irmão (em geral, irmã) que virou cuidador qualquer possibilidade de gerência ou autonomia.

O Estatuto da Pessoa Idosa prevê que os filhos maiores de idade têm o dever de cuidar dos pais que estiverem na terceira idade ou que sejam portadores de doenças incapacitantes. Não cuidar do pai ou da mãe é considerado abandono. Então, se uma pessoa idosa tem três filhos e só um cuida, este pode entrar na justiça para dividir a função do cuidado com os demais.

~

Não podemos falar sobre a dinâmica familiar relacionada ao cuidado sem mencionar a questão da remuneração – ou, mais precisamente, da ausência dela. O assunto chegou a ser tema da redação do Enem em 2023: "Desafios para o enfrentamento da invisibilidade do trabalho de cuidado realizado pela mulher no Brasil."

Vejo muitas mulheres darem os mesmos passos que eu e pedirem demissão para cuidar da mãe ou do pai, e fico preocupada com elas. Não é justo uma pessoa usar a sua jornada de trabalho sendo cuidadora e se ver obrigada a sobreviver apenas com o salário do familiar com Alzheimer, que às vezes é uma aposentadoria que mal paga o plano de saúde. A doença é longa, o familiar morre entre dez e quinze anos depois do início da fase de cuidados constantes, e quando isso acontece o cuidador precisa voltar ao mercado de trabalho. Mas como entrar no mercado com 50 ou 60 anos, tendo passado os dez anteriores exercendo a função de cuidador não remunerado?

Depois da morte do familiar, se a casa em que ele e o cuidador moravam for própria, ela entra em inventário e é dividida entre todos os filhos. Aquele que cuidou muitas vezes fica desamparado. Por isso, sou 100% favorável à regulamentação do trabalho dos cuidadores no Brasil. Por mais que se cuide por amor, o trabalho do cuidador precisa ser remunerado.

Nas camadas mais pobres da população, tem gente que amarra a pessoa idosa em casa para poder sair para trabalhar, o que é uma tristeza que nem posso imaginar. Mas muitos não podem abrir mão de sair para obter renda, ao mesmo tempo que não têm condição financeira para arcar com os custos de um cuidador ou de um lar de longa permanência. A conta não fecha. Fica difícil – talvez impossível – sem auxílio do Estado.

Enquanto não há regulamentação, falo para todos os cuidadores não remunerados que é importante ter um plano B. Todo mundo tem uma habilidade: fazer bolo, bordar, confeitar, fazer unha, cortar cabelo. Antes de criar o canal, dei aula, fiz bolo fit e ensinei informática para a terceira idade – tudo dentro de casa, enquanto cuidava de Euclice.

~

O meu irmão era um menino bom, adorado pela mamãe. Tenho certeza de que, se estivesse vivo, ele cuidaria dela – talvez até fosse o principal cuidador. Mas vejo muita desunião entre irmãos por causa do Alzheimer, e sou grata por não ter que passar por isso. Por outro lado, ser filha única me provoca medo e uma sensação de desamparo, afinal sou a única responsável pela vida de um adulto e tenho que tomar todas as decisões sozinha.

Infelizmente, são poucos os homens que se dispõem a cuidar. São raríssimos os filhos homens que dão banho, trocam a fralda, fazem comida. Quando podem, eles se dispõem a pagar, pois foram educados para ser provedores, não cuidadores.

Essa é uma mudança que pais e mães precisam fazer juntos, com urgência: educar seus filhos para que eles também sejam cuidadores. Os filhos precisam ver os pais cuidando dos avós com carinho e amor para que aprendam com o exemplo e reproduzam esse comportamento quando chegar a sua vez, se necessário. Se um filho vê a mãe ou o pai estressados, aos gritos, enterrados no sofrimento enquanto cuidam de um familiar, é assim que ele verá a possibilidade de cuidar dos próprios pais no futuro.

Não tenho dados oficiais nem sou uma pesquisadora acadêmica, mas pelo que vejo com os milhares de alunos que passaram pelos meus cursos e os milhões de seguidores em minhas redes, em primeiro lugar quem cuida é o cônjuge – com maior frequência, a esposa. Essa é uma situação tão comum quanto preocupante, porque a esposa quase sempre também é uma pessoa idosa, e esse é um cenário com muitas limitações. Se não são as esposas, em geral são as filhas, como eu.

Já ouvi homens dizendo que, diante da possibilidade de um diagnóstico de Alzheimer, seria preferível dar um tiro na cabeça. Para mim, o Alzheimer foi um presente.

Sabendo que o maior fator de risco para o Alzheimer é a genética, é claro que esse fantasma me assombra. Já passei por fases em que morria de medo de que isso acontecesse, depois parei de temer e em seguida voltei a ficar ansiosa. Hoje entrego para o universo. Tenho muitos desejos e me empenho em realizá-los a tempo.

Meu filho diz que não preciso me preocupar, porque ele está fazendo um investimento para cuidar de mim. Meus dois filhos dizem que, caso eu também venha a sofrer de Alzheimer, eles cuidarão de mim, ao que respondo que não me devem nada. Se possível, gostaria de ficar em um lugar que tenha ar-condicionado, alguns livros e uma boa internet. Se não der, que façam o que puderem. Não quero fazer pedidos e correr o risco de eles não conseguirem cumprir e ainda se sentirem culpados.

Mesmo que não haja garantias, a ciência aponta alguns caminhos para tentar envelhecer sem maiores perdas cognitivas: boa alimentação, exercícios físicos e mentais. Eu me programo para ser autônoma, fazendo atividade física, me alimentando bem, estudando, criando projetos. Estudos recentes indicam que ter músculos ajuda a prevenir a demência. Na dúvida, contratei um personal.

O Brasil conta com uma Lei Nacional de Alzheimer

Por Dr. Leandro Minozzo

Médico geriatra, professor de medicina e idealizador da Lei Nacional de Alzheimer e outras demências

Uma verdadeira crise social. Não há outra forma de classificarmos o cuidado prestado às pessoas que vivem com demência e suas famílias no Brasil. E não se trata de nenhum tipo de recurso linguístico para impressionar quem lê este texto. Vou deixar alguns dados que justificam o emprego do termo "crise". Segundo o Relatório Nacional sobre a Demência no Brasil (ReNaDe) publicado no final de 2023, até 80% dos casos sequer foram diagnosticados em todo o país – ou seja, estamos muito longe de oferecer o básico a essas pessoas, que é pelo menos um diagnóstico. Um número pequeno de pessoas consegue acesso aos medicamentos disponíveis, e recursos de estímulo e de suporte aos cuidadores são raros.

Porém, em 14 de junho de 2024, nossa sociedade deu um passo importante para mudar essa situação. Foi sancionada a lei número 14.878, que cria a Política Nacional de Cuidado Integral às Pessoas com Doença de Alzheimer e Outras Demências. Fruto de pelo menos seis anos de discussões e união de diversas entidades da sociedade civil, a lei confere ao Estado a responsabilidade de superar essa crise social por meio de melhor preparo do SUS; cuidado e ação para o suporte aos cuidadores; criação de um Plano Nacional –

da forma que a Organização Mundial da Saúde preconiza –; perspectiva de elaborarmos medidas de prevenção de novos casos. Essa lei sela o compromisso da sociedade para com os mais de 2 milhões de brasileiros que vivem com demência, seus familiares (que são verdadeiros pacientes invisíveis) e também para com as pessoas que enfrentarão esses mesmos desafios nos próximos anos.

Hoje, vivemos as "cinco revoluções do cuidado em Alzheimer", como costumo dizer em palestras e aulas: a do diagnóstico, a do tratamento medicamentoso, a da gestão do cuidado, a da prevenção e, por último e talvez a mais importante, porque engloba todas as outras, a das políticas públicas concretas. A partir da Lei Nacional do Alzheimer, o Brasil começa a se preparar para oferecer outro tipo de cuidado, mais digno, mais preparado e mais humano. A sociedade civil deve continuar, no entanto, cobrando ações e construindo iniciativas locais de apoio e ajuda.

Se o Brasil já foi destaque devido a programas de sucesso do SUS em diversas áreas, por que não sonhar que nesta, a do cuidado em demências, não possamos também, daqui a alguns anos, ter boas notícias?

CAPÍTULO 12: 1999-2004

Uma família de verdade

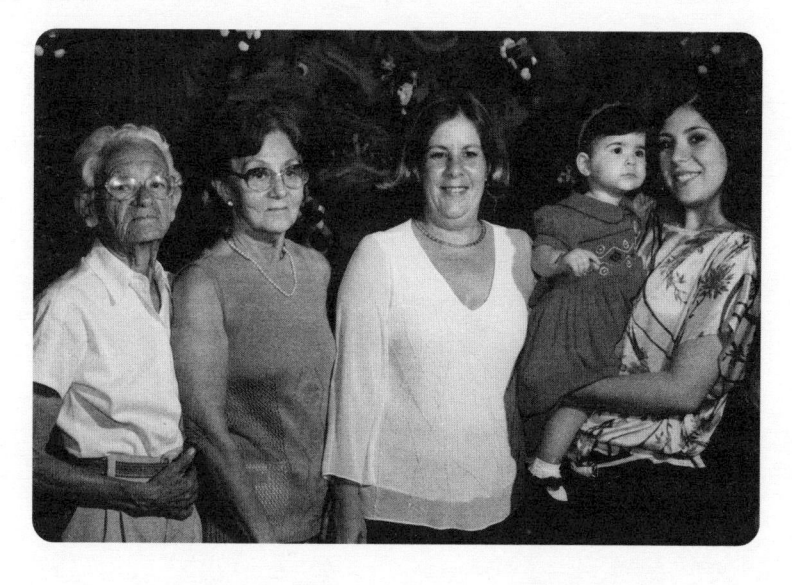

Cinco gerações de mulheres: minha avó Dirce, minha mãe, eu, minha neta Ana Luiza e minha filha Carol.

Dizem que não é durante o casamento, mas sim durante o divórcio, que conhecemos o cônjuge. O pai dos meus filhos foi ótimo até nos separarmos. Depois da separação, ele se distanciou de toda a família, trilhando um caminho a cada curva mais distante das crianças, que inevitavelmente cresceram e se transformaram em adultos.

Embora a falta do pai sempre seja sentida, na minha família ficou tudo bem, e meus filhos encontraram uma nova figura paterna em meu segundo marido, Sérgio – este, sim, o homem da minha vida.

Eu estava separada havia três anos quando nos conhecemos pela internet, num chat da UOL. Estamos casados há mais de vinte anos, e desde o início ele sempre foi um companheirão que me ajudou a criar os meus filhos e netos. Ao lado dele eu me realizei e aprendi a importância do real envolvimento físico e emocional com o parceiro, em uma relação de apoio mútuo em todos os momentos.

Sérgio chegou de mansinho e assim conquistou não só a

mim como toda a família. Meu marido é um lorde, educado e gentil. Nunca teve problemas com Euclice, que simpatizou logo com ele – comigo ainda tentava criar problemas, mas eu não dava espaço.

Entre os meus filhos, o primeiro a ser conquistado foi o Ricardo, que tem personalidade receptiva e carinhosa. Como ele tinha 11 anos quando comecei o relacionamento com Sérgio, o passar do tempo fez com que ele convivesse mais com o padrasto do que com o pai. Com Carol, adolescente na época do começo de namoro, Sérgio teve cautela, e se aproximou dela mais lentamente. Mas logo de início precisou enfrentar conosco um desafio que exigiria muita união familiar: sem planejar, minha filha engravidou, aos 17 anos.

Conforme escrevo estas memórias, percebo como ter filhos nos faz rever a maneira como fomos tratados por nossos pais. Assim como minha mãe, eu também tive um casal de filhos. E embora sempre tenha me preocupado em dar o melhor para cada um deles, sinto que o filho que ganha mais atenção é o que mais precisa da gente. Na minha visão, sempre fui muito mais disponível para Carol do que para Ricardo – embora ela não enxergue as coisas desse jeito. Será que Euclice, da mesma forma, dava mais atenção a Rogério porque ele, com suas inseguranças e sua saúde frágil, precisava mais dela do que eu? Talvez essa seja uma pergunta sem resposta.

A gravidez de Carol foi um susto para todos nós, mas em nenhum momento fiquei desesperada. Pelo contrário, a notícia de que eu seria avó me deixou feliz. Quando o teste deu positivo, Carol chorou muito e coube a mim acolhê-la naquele momento tão difícil para ela. Abracei, beijei e lhe garanti que ela não precisava se preocupar, porque não estava sozinha.

– Você tem mãe e isso basta – afirmei.

Sabendo que não faltaria nada para ela e para o neném, Carol se sentiu acolhida, não só por mim, mas também pela família inteira, inclusive por Euclice, que, apaixonada por bebês, ganharia a primeira bisneta. O único que reagiu mal foi meu ex-marido, que me culpou, dizendo que eu dava liberdade demais para nossa filha.

Foi uma gravidez precoce, que não contou com a participação do pai do neném, resultando em um momento delicado e ao mesmo tempo revelador de que estávamos formando uma família de verdade, que se ajudaria em qualquer situação. Meu marido foi muito atuante e, junto comigo, cuidou da Carol e da nossa primeira neta, Ana Luiza, a ponto de eu poder dizer que não tivemos filhos juntos, mas temos netos. Ele é um excelente avô – os netos o amam de paixão e Carol é muito grata por isso.

Não quero, no entanto, passar a impressão de que foi um mar de rosas ou uma situação fácil. Uma gravidez inesperada e solo aos 17 anos é um tsunami para toda a família, mas especialmente para a adolescente, que se vê obrigada a abrir mão de muitos prazeres, sonhos e possibilidades para encarar a responsabilidade nada trivial de gestar e cuidar de um novo ser humano. Foi difícil ver minha filha passando por isso, mas tenho certeza de que, se não fôssemos uma família unida, teria sido muito pior.

Quando Carol engravidou, já éramos cinco pessoas morando no mesmo apartamento, sendo que ela e Ricardo dormiam no mesmo quarto. Em seguida teríamos uma sexta moradora, recém-nascida, representando a quarta geração sob o mesmo teto – uma situação desafiadora para todos. Foi um momento em que o cobertor ficou curto, e alguma parte sempre ficava descoberta, embora eu quisesse que todos tivessem o melhor possível – meu desejo constante. No fim das contas, Ricardo foi para o quarto de Euclice, com quem passou a compartilhar o armário, o que não foi problema para ela, já que o neto era o seu xodó. Tentei compensar montando para o jovem tio de 12 anos um *home office* na sala, com a mesa que ele escolheu e o computador novo que queria.

~

Minha vida financeira teve altos e baixos ao longo dos anos, e isso também impactou o que pude oferecer a cada filho. Tive um bom emprego e um bom salário até 2000, quando fui demitida do Sindicato dos Aeronautas. Era um emprego político, em que eu era a pessoa de confiança de uma diretoria que foi destituída. Como minha formação era sindicalista, meu currículo não era atraente para nenhuma empresa privada, portanto não consegui me recolocar. Minha vida mudou completamente, inclusive meu poder aquisitivo. Curso de inglês, viagens internacionais, mesada, escola particular – tudo isso ficou comprometido. Pelo menos eu tinha conseguido comprar o meu apartamento: depois de 35 anos morando no conjunto em Vista Alegre, peguei o fundo de garantia e me mudei para o Recreio, onde moro com mamãe até hoje.

Felizmente, Ricardo, que antes estudava em uma escola particular, passou para o Colégio Militar, onde teve um bom ensino público e gratuito. Porém, aos 13 anos, passou a levantar às cinco da manhã para pegar o primeiro ônibus para a escola. Eu o levava até o ponto, muitas vezes de pijama, o colocava no ônibus e voltava para casa chorando – uma situação semelhante à que meu irmão passou na época do Pedro II. No terceiro ano do Ensino Médio, ele fez preparatório para o Enem e ficava na escola nos dois turnos. Às sete da noite, Ricardo voltava exausto, e eu sentia uma dor que até hoje me dá vontade de chorar.

Na criação dos meus filhos, Euclice interferia quanto podia – ou quanto eu deixava. Sua principal alegação era que eu dava moleza para eles, o que não é verdade. Eu só não queria que eles passassem por situações pelas quais eu havia passado e que me deixaram ressentida. Muitas vezes eram pequenezas que pareciam bobagens, mas marcaram minha infância. Um exemplo: não poder andar de meia em casa.

– Vai ficar toda encardida – ela tinha dito para mim e repetia para os meus filhos.

– Se ficar, eu compro outra – eu respondia.

Entre outras coisas, mamãe não deixava levar o travesseiro para ver televisão no sofá, porque, segundo ela, roupa de cama não podia ir para a sala. Como eu não via sentido algum nisso, deixava meus filhos carregarem o que quisessem.

Mais de vinte anos depois, Ricardo já morou na Holanda e em São Paulo; é casado, sem filhos. Carol é mãe solo da Ana Lu e do Théo; é casada, e meu genro é maravilhoso, mas não é o pai das crianças. Portanto ela é a responsável pelos dois filhos. Minha filha se tornou uma verdadeira matriarca, assim como eu e Euclice. Sinto muito orgulho disso.

A nossa família é matriarcal. Minha avó Dirce teve um

marido machista e abusivo, e foi capaz de se reinventar aos 80 anos, idade em que deu um basta e se separou dele, num ato de coragem que me deixou muito orgulhosa.

Euclice também é uma matriarca, que cuidou praticamente sozinha de mim e do meu irmão. Somos todas mulheres fortes, e nossa força passou de geração em geração. Passei a vida inteira ouvindo que Euclice era uma pessoa frágil, mas, com o benefício da retrospectiva, vejo que ela foi muito forte.

~

Embora tenha tido uma educação rígida até demais, ao longo de toda a vida Euclice carregou no peito um amor incondicional por seus pais. Idolatrava em especial o pai, mesmo tendo sido perseguida por ele, ainda que fosse (ou justamente por ser) o seu xodó. Euclice era tão apegada que eu achava que ela ficaria doente no dia em que eles morressem.

Quando meus avós se foram, em 2004, um depois do outro, tive a impressão de que ela havia aceitado bem – até porque, em oposição à dor da perda de um filho, perder os pais seria a ordem natural das coisas. Ela parecia ter se conformado com facilidade. No sepultamento, chorou comedidamente, ao contrário do que acontecera no enterro do marido e principalmente do filho, ocasiões em que seu sofrimento foi assustador.

Revendo os fatos, hoje desconfio de que, na época da morte dos meus avós, Euclice já apresentasse algum traço de demência. Era como se ela não tivesse o completo entendimento do que estava acontecendo. Eu achei que ela entraria em depressão profunda e ficaria debilitada, mas mamãe seguiu em frente. Já o luto do meu irmão nunca terminou. Enquanto houve lucidez, houve sofrimento, e ela não podia mencionar seu nome sem chorar. Mamãe só se esqueceu do Rogério depois que a demência se instalou.

Trabalhando como corretora de imóveis, eu tinha um casamento feliz, filhos crescidos e uma neta linda. Nesse meio-tempo, as dificuldades com mamãe perderam espaço para a minha vida autônoma e para a família que eu tinha construído. Guardei minhas mágoas num canto da memória para conseguir seguir em frente, sem tempo ou vontade de ficar presa ao passado.

Eu mirava o futuro sem saber que Francisquinha ficaria para sempre no presente.

CAPÍTULO 13: 2024

Perto do fim

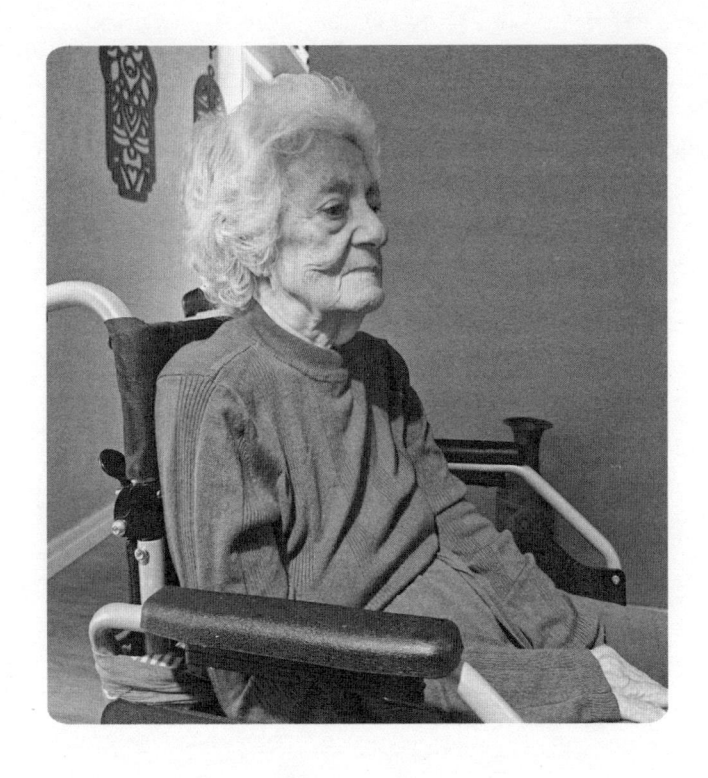

Em 2024, com a mobilidade reduzida.

Seria um dia como outro qualquer: gravei um vídeo para o canal e enviei para a minha filha – que já não morava mais comigo – editar e legendar. Ao dar uma primeira olhada no material enviado, Carol notou algo estranho no meu rosto e se deu conta de que um dos meus olhos não piscava. Um sinal amarelo se acendeu em sua mente, fazendo com que ela entrasse em contato com Vanessa pedindo que ficasse ao meu lado. Em seguida vestiu a primeira roupa que viu pela frente e foi até a minha casa. Ao chegar, pediu que eu fizesse alguns movimentos faciais e observou que eu não estava movendo nenhum músculo do lado esquerdo do rosto. Tínhamos que partir para a emergência imediatamente. Antes de sair, fui escovar os dentes e não consegui cuspir a pasta: meu cérebro parecia ter perdido a capacidade de se comunicar com os meus lábios, que estavam tortos.

No hospital, foram feitos os exames com o intuito inicial de descartar um acidente vascular cerebral (AVC). A suspeita então se voltou para o herpes-zóster, mas no final das contas a investigação foi inconclusiva. Outra possibilidade seria estresse. Quem cuida de um familiar com demência acaba com muita frequência precisando de cuidados também, e agora aquilo tinha acontecido comigo.

Apesar do susto, a situação estava sob controle: a paralisia facial era uma condição temporária e, após um período de fisioterapia e acupuntura, eu recuperaria os movimentos. Na verdade, não cheguei a concluir o número de sessões determinadas pelo médico, porque mais uma vez fui surpreendida pelo imponderável.

Como tantas pessoas idosas, mamãe sofre de sarcopenia (musculatura flácida e perda da força muscular), daí a importância da musculação. Mesmo fazendo fisioterapia em casa, ela sofreu um acidente bastante comum em sua faixa etária: enquanto andava no corredor, fez um giro e jogou o peso do corpo em uma perna só, que não aguentou. Ela não chegou a cair, porque Vanessa estava ao lado e a segurou. Nós a colocamos no sofá com a ajuda do fisioterapeuta, que por sorte estava presente naquele momento e constatou a fratura do fêmur.

Fomos direto para a emergência, onde ela foi examinada. Euclice precisaria operar dentro de 24 horas, e para isso seria necessária a minha autorização por escrito, como responsável pelos riscos de uma cirurgia em uma pessoa de idade. Mamãe tinha 89 anos e eu, como sua única filha, não tinha com quem dividir o peso daquela decisão. Conversei com os médicos, que me explicaram que, caso não fosse operada, ela ficaria acamada e com dor. Por isso, apesar dos riscos, entendi que os benefícios seriam enormes e, com o coração na mão, assinei o papel e entreguei para Deus. Felizmente deu tudo certo.

Mamãe voltou do hospital de cadeira de rodas, com a prescrição de medicação para dor. Qualquer internação para uma pessoa idosa costuma ser complicada, porque sair da rotina e estar no ambiente hospitalar pode provocar desorientação, principalmente se o paciente fica internado em um espaço onde não vê o dia clarear e escurecer. Contudo, em muitos casos, essas perdas são apenas uma fase e, em pouco tempo, a recuperação das faculdades mentais se dá por completo.

No caso da mamãe, a alta hospitalar coincidiu com o início da fase dos gritos. Ela perdeu boa parte da capacidade de comunicação e passou a gritar fonemas desconexos ao longo do dia. Era a expressão de sua angústia por querer falar e não conseguir. Esse período durou alguns meses aflitivos, não só pela agonia que a víamos passar como também pelo estresse que a gritaria trazia para o ambiente.

O Alzheimer estava me apresentando à afasia, um distúrbio de linguagem que afeta a capacidade de comunicação tanto ao se expressar como ao compreender. Mamãe gritava o tempo inteiro, chegando a ficar cansada. A fonoaudióloga entrou em ação, propondo novos exercícios, mas qualquer reversão é mais difícil quando se trata de um paciente com demência.

Os gritos diminuíram após alguns meses. Quer dizer, ainda se faziam presentes quando ela se incomodava com conversas paralelas na sua frente ou se queria ir ao banheiro. No decorrer da doença, há pacientes que se calam, mas Euclice, não; ela quer se comunicar, e para isso faz uso de fonemas em ritmos diferentes, que treina com a fonoaudióloga.

Às vezes ela não consegue expressar o que quer, mas garante a comunicação do que não quer, o que também é de grande valia. Pergunto se quer água, ela responde. A comunicação existe e vai existir por muito tempo, nem que seja pelo olhar, que no caso dela é bastante expressivo.

Em momentos em que ela está muito agitada, recorro ao óleo de cannabis, que nos ajuda desde 2019 e entrou na nossa vida sem que eu estivesse procurando. Da noite para o dia, mamãe passou a arrastar a perna, com o corpo envergado, e eu precisava descobrir o motivo. Na época, ela fazia uso de um antipsicótico comumente receitado por médicos para controlar a agitação. É uma medicação para surtos, que deveria ser ministrada por períodos curtos, mas na prática a pessoa com demência acaba fazendo um uso prolongado da substância, o que pode ocasionar efeitos colaterais severos. Portanto, o responsável pelo jeito como a minha mãe estava só podia ser o medicamento antipsicótico. Feito o desmame, três dias depois Euclice estava retinha de novo.

Como que por obra do destino, justo naquele momento tive contato com o conteúdo do Seu Ivo, que teve demência precoce e emprestou seu nome para a Associação Curando Ivo. O vídeo mostrava como ele era antes e como ficou depois de começar a usar cannabis medicinal. Seu Ivo era extremamente agressivo, batia na hora do banho e comia mal. Mas, com o tratamento, mudou completamente. Para mim, foi a luz no fim do túnel.

Eu já conhecia os efeitos da cannabis para quem tem epilepsia e autismo, mas não imaginava que poderia trazer tantos benefícios para uma pessoa com Alzheimer. Contei com a orientação do Dr. Eduardo Faveret para começar o tratamento da mamãe. Por dois meses juntei dinheiro para poder pagar a consulta, na qual ele me deu todas as explicações necessárias e fez a prescrição.

Na época, o uso de cannabis medicinal era mais caro e o processo, demorado: tive que fazer um pedido de autorização para a Anvisa e esperar noventa dias para comprar um vidro pequeno por um valor altíssimo – lembro que na receita constavam três frascos, mas só pude comprar um. Com dez dias de uso, mamãe já apresentou melhoras no sono, no apetite, no humor, na concentração, enfim, tudo estava melhor após o uso da cannabis. Parecia um milagre.

De todo modo, é bom reforçar que não é a cura: o Alzheimer insiste em evoluir e toda medicação busca dar maior qualidade de vida em cada uma das etapas. Conforme o quadro se agrava, o médico faz ajustes de acordo com a necessidade do paciente.

É fundamental que a cannabis seja prescrita por um médico adepto a essa via de tratamento, ou seja, não adianta pedir para o seu médico prescrever se ele não estiver familiarizado com a prescrição dessa substância. Em geral, as famílias insistem e, sob pressão, o médico que segue a medicina tradicional acaba prescrevendo doses equivocadas que não dão o resultado esperado. Da mesma forma, não adianta comprar sem ter certeza da procedência.

Cinco anos depois, felizmente, o tratamento está mais acessível em vários aspectos, ainda mais levando em consideração que Euclice não toma nenhum outro remédio e paramos de gastar com as outras medicações.

∼

Sofremos muito na fase moderada, porque há resistência nas trocas de fralda, na hora do banho, na alimentação, e tudo isso desestabiliza o cuidador e faz a casa parecer um hospício. Tem que ter tranca na cozinha, tomar cuidado com o fogo, tirar o espelho da parede para ela não se machucar, remover a planta da sala porque ela pode comer. É muito assustador. Para a pessoa com demência ter liberdade, é preciso preparar a casa, além de se preparar, claro.

Melhora quando piora: com o avançar da doença, ela parou de reclamar de tomar banho ou de trocar fralda, e eu posso ter o enfeite que quiser na estante, porque ela não mexe. Na verdade, ela pouco faz. Não perambula mais pela casa, porque não consegue. Não rejeita a comida, porque come tudo batido. Não implica, porque não fala.

Na fase moderada, ouço seguidores reclamando que seus familiares com Alzheimer discutem, assoviam, xingam ou falam palavrão. Diante de um momento desafiador como esse, eu digo a eles que as coisas não vão ser desse jeito para sempre, que isso vai passar e logo não vão mais ouvir xingamentos, porque a doença vai evoluir e o paciente não vai mais fazer nada daquilo: nem bater no banho, nem cuspir a comida. É triste, mas o avanço da doença muitas vezes significa diminuição do trabalho.

Quando abro caixinhas de pergunta no Instagram, vira e mexe aparecem dúvidas relativas a quanto tempo vive um doente com Alzheimer, algumas vezes sem disfarçar o desejo de que a pessoa se vá. Para muitos, a morte do familiar com Alzheimer não representa uma tristeza, mas um alívio para os que dizem não aguentar mais e verbalizam que, no ponto em que chegaram, é preferível a morte, como um descanso.

Particularmente, não consigo enxergar dessa forma, mas procuro entender quem se sente assim. Conheço cuidadores que se doam, se esforçam e mesmo assim as condições do doente são dolorosas demais não só para ele como também para as pessoas em seu entorno. É importante não julgar e entender que aceitar o fim também pode ser um gesto de amor.

Francisquinha está clinicamente bem, ainda que tenha se tornado cem por cento dependente – o que, curiosamente, dá menos trabalho. Ela dorme bem, come bem, bebe água. Fora os gritinhos, que não acontecem todo dia, não apresenta nenhum outro problema da idade – não é diabética nem cardíaca. Mas vejo que a doença progride de maneira cada vez mais rápida, modificando constantemente a situação.

Minha maior preocupação é mamãe ter um episódio de broncoaspiração (quando alimentos, líquidos ou saliva entram em uma das vias respiratórias, por conta do enfraquecimento dos músculos responsáveis pela deglutição) e desenvolver uma pneumonia, que pode ser fatal. Como ela está com afasia grave, mantenho a fonoaudióloga não só para treinar a fala de algumas palavras, mas principalmente para observar a deglutição.

Outra preocupação constante é a infecção urinária, que debilita muito o paciente, e, em alguns casos, chegar ao diagnóstico é um processo demorado. Por isso, temos cuidado redobrado com a higiene. Algumas pessoas idosas têm infecção urinária com frequência, mas por sorte não é o caso de Euclice. Parece que ela vai viver mais de cem anos.

Estamos numa fase longa, que pode se prolongar por anos, e não é a última etapa. A fase terminal ocorre quando o paciente fica acamado e usa sonda para se alimentar. Costuma ser mais rápida e envolve apenas cuidados paliativos.

É comum a ideia de que o paciente com Alzheimer morre cedo, mas isso é um equívoco: a doença é longa. Euclice foi diagnosticada em 2010 e segue saudável enquanto escrevo estas linhas, no final de 2024, dentro de um declínio esperado. Não sei se é egoísmo da minha parte, mas o meu desejo é que ela ainda viva muitos anos, porque a chegada do Alzheimer representou tantas mudanças que deixei de enxergar em seu olhar a tristeza que a acompanhou ao longo de toda a vida.

No começo ela sofreu, teve ansiedade e confusão mental, percebendo que estava perdendo autonomia. Ela entendia, por exemplo, o que era dinheiro, sabia quanto ganhava, mas não tinha mais capacidade de gerir as próprias finanças. Depois passou a sofrer ao acordar no meio da noite e não reconhecer onde estava. Passamos por todas essas fases juntas, e hoje acredito que ela não sofre mais – não porque tenha havido melhora, mas, ao contrário, porque a doença avançou. Como eu disse, melhora quando piora.

Até o momento, mamãe segue ativa, de forma que não vejo sofrimento na vida que leva. Talvez isso aconteça na fase acamada, que nem sei como vai ser. Peço a Deus que a poupe de ter que se alimentar por um tubo ou sonda, porque ela é extremamente agitada. Ofereço a ela tudo o que posso: fonoaudiologia, fisioterapia, suplementos, boa alimentação, amor, carinho, paciência, afeto, atenção, mas nada garante que ela não terá uma intercorrência ou que não passe por alguns sofrimentos.

Não gostaria de vê-la amarrada, mas o futuro é imprevisível, porque não escolhemos como vai ser a morte. O fim é desobediente: por mais que eu faça todo o possível, a morte faz parte da vida e virá como tiver que ser.

Há decisões que implicam uma intervenção maior ou menor, daí a relevância de se fazer a Diretiva Antecipada de Vontade, que é um documento em que a pessoa manifesta por quem quer ser cuidada, por quem não quer ser cuidada, onde quer morar, como quer morrer, se quer que sua vida seja prorrogada por meio de aparelhos ou não.

Gosto de lembrar que é preciso ter um mínimo de sensatez na hora de fazer o documento, para que os pedidos sejam plausíveis. Além de tudo, é importante que, ao redigir a Diretiva, a pessoa esteja lúcida. Euclice não teve essa oportunidade, porque foi diagnosticada na fase moderada e a demência já estava instalada.

Enquanto escrevo estas linhas, ela está com 90 anos. São 14 anos desde o diagnóstico, fora a fase anterior, assintomática. Ela está cada vez mais perto do fim – aliás, todos estamos. Embora não tenha outra patologia que possa acelerar o processo, sei que mesmo assim alguma doença pode surgir. Não sei como será quando ela não estiver mais aqui, e meu coração fica apertado só de pensar.

Prestes a fazer 80 anos, meu tio Ernando teve o diagnóstico de câncer e recebeu um ótimo prognóstico: 95% de chance de cura. A despeito dos números, tio Ernando veio a falecer. Sua morte mexeu muito comigo, talvez porque ele fosse meu único tio ainda vivo, nove anos mais novo que mamãe – e também por ver a família diminuir. Vê-los partir, um por um, sendo que minha mãe é a mais velha, é mais uma mostra de que uma hora vai chegar a vez dela. E será muito difícil.

Embora ninguém consiga se preparar completamente para a perda da mãe, estou ciente de que esse momento se aproxima. Ao mesmo tempo, sei que vou ficar tranquila, porque fiz tudo o que estava ao meu alcance pelo seu bem viver – e não estou falando apenas de terapias e tratamentos eficientes, mas de paciência, empatia, compaixão e amor. Não estou fazendo bem apenas a ela, mas a mim também.

Quem vai ser a Claudia quando Francisquinha não estiver mais aqui?

Um vazio, um grande vazio, um enorme vazio, que vou precisar preencher com meu trabalho e meu propósito.

A importância da Diretiva Antecipada de Vontade (DAV)

Sempre que posto algum vídeo mostrando o dia a dia com a minha mãe, vejo muitas pessoas reagindo com preocupação e fazendo comentários como "Não quero dar trabalho para meus filhos", "Não quero que parem a vida deles para cuidar de mim", "Deus me livre de ter que ser cuidada e atrapalhar a vida de alguém".

Por isso é tão importante conhecer a Diretiva Antecipada de Vontade (ou Testamento Vital), um documento no qual a pessoa esclarece como quer ser cuidada caso fique doente ou incapaz de tomar decisões por conta própria. É como se fosse um detalhamento sobre os seus desejos relacionados à saúde. Você pode dizer se quer ou não ser mantido vivo por aparelhos; se autoriza algum tipo de tratamento ou prefere evitar outro; em quem você confia para gerir sua vida financeira; e até mesmo por quem você *não* gostaria de ser cuidado.

O objetivo desse documento é garantir que a sua vontade seja respeitada, mesmo quando você não puder expressá-la. Além disso, a DAV reduz os conflitos e a carga emocional que recai sobre familiares e médicos, que não precisarão tomar decisões em situações delicadas sem dispor de nenhuma orientação clara. É algo simples mas poderoso para manter o controle sobre a sua própria vida.

Embora seja natural querer o melhor cuidado possível, é importante considerar as condições reais, como questões financeiras, disponibilidade de recursos médicos e até distâncias geográficas. Não adianta pedir para ser tratado num hospital do outro lado do mundo se a família não puder bancar isso ou se a logística tornar o transporte inviável.

Além disso, converse com quem você pretende designar para tomar decisões em seu nome. Certifique-se de que essa pessoa entende seus desejos, concorda que é possível atendê-los e, principalmente, de que ela *quer* assumir essa responsabilidade.

A DAV pode ser feita por qualquer pessoa maior de idade e capaz, ou seja, que tenha pleno discernimento no momento de sua elaboração. É recomendável registrá-la em cartório. O registro confere validade legal ao documento, tornando sua contestação mais difícil e garantindo que ele seja reconhecido oficialmente. Isso é fundamental para que suas decisões sejam respeitadas, especialmente em momentos de vulnerabilidade.

CAPÍTULO 14: 1961-20??

O poder transformador do amor

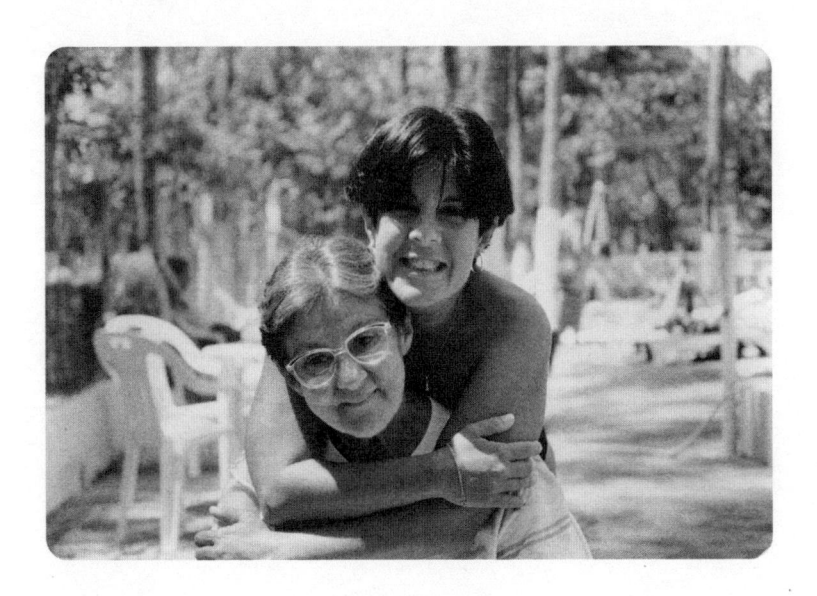

Sempre juntas.

O poder transformador do amor

Q uero falar sobre a forma como mamãe me amava. Ao longo de toda a minha infância, durante a adolescência e no início da minha fase adulta, senti uma grande carência de afeto, de palavras carinhosas, de toques e de demonstrações mais explícitas de amor. Ao mesmo tempo, eu percebia que o cuidado que ela tinha conosco e com a nossa casa era a sua forma de demonstrar sentimentos.

O piso da nossa casa era de taco, sem verniz de sinteco. Mamãe encerava, polia e depois se deitava para ver o reflexo do próprio rosto. Ela lustrava os móveis e colocava um paninho por cima. Para o jarro ficar centralizado, media os dois lados da mesa com a palma da mão. A cama ficava impecável, parecia de hotel, ainda que na época não houvesse lençol de elástico ou dobras como os de hoje. Os lençóis eram todos brancos e as colchas, de piquet.

Mamãe não era boa cozinheira, mas, por nós, fazia o trivial: arroz, feijão, bife, salada de alface com tomate, macarrão, frango e a famosa maionese aos domingos. Ela areava as panelas de alumínio até virarem espelhos e as colocava para secar ao sol, no basculante que havia na área de serviço de casa. Ficava toda vaidosa quando os vizinhos passavam e falavam:

– Olha as panelas da Euclice!

Ela era cuidadosa não só com a casa, mas também comigo e com meu irmão, enquanto ele esteve conosco. Fazia questão de que eu estivesse sempre limpa e perfumada, e costurava ela mesma as minhas roupas. Com os cortes de tecido que meu padrinho dava, fazia vestidos de princesa, saias de babado, e ainda botava arranjo de flor que combinasse. Comprava fita de cetim para prender o meu cabelo e me levava para a escola depois de fazer em mim um penteado caprichado, orgulhosa do meu cacheado, que chamava de cachos de ouro. Dava para ver a felicidade estampada no rosto dela quando alguém me elogiava ou dizia que eu era linda.

Eu posso não ter tido o tipo de carinho que conhecia e almejava, mas tive outro, o amor que ela era capaz de dar.

Com a maturidade, consegui superar os traumas, portanto não quero me vitimizar. Meu desejo é que todos saibam que é possível ressignificar qualquer relação, porque eu e ela somos uma prova do poder transformador do amor, de que cuidar é o mesmo que amar.

Fico triste quando alguém se refere ao Alzheimer como uma doença desgraçada, como se fosse a pior coisa do mundo. Não é; existe coisa pior. É importante tentar olhar para ele de forma diferente, não só para cuidar de maneira mais leve como também para não sofrer de remorso depois.

Assim como cada um ama de um jeito, o modo de sofrer também é individual. Felizmente, meu marido nunca falou em me largar porque minha mãe foi diagnosticada com Alzheimer, e meus filhos tampouco surtaram. Eles observaram o meu jeito de lidar com a doença, e isso mudou a forma como todo mundo se relaciona em casa. Minha forma de cuidar não é só para quem tem Alzheimer, mas para todos, para que sejamos capazes de cultivar bons relacionamentos sem que haja necessidade de um diagnóstico de demência para que isso aconteça.

O sofrimento pode ser muito doloroso. O que não muda é o fato de que perdoar é libertador e deixa mais leve tanto quem pediu perdão quanto quem perdoou. Deve ser muito pesado para um filho carregar mágoas do pai ou da mãe pelo resto da vida, principalmente se eles morrerem sem que haja a oportunidade de resolver essas questões. Por isso queria que todo mundo entendesse que fazer as pazes com o próprio sentimento faz a vida ficar melhor.

"Minha mãe é muito difícil" é a queixa que mais escuto. Parece que todas as mães são difíceis – a minha, a sua, a que eu sou –, porque ser mãe é difícil mesmo. Antes de sermos mães, somos seres humanos que têm limitações; mesmo assim, os filhos querem que sejamos perfeitas, assim como nós queríamos que nossa mãe fosse também.

Eu agradeço a Deus por ter tido a oportunidade de reconstruir a relação com a minha mãe, de ter dado amor a ela e ganhado amor em troca. Eu não teria recebido se não tivesse oferecido, porque não estava nela a capacidade de se doar.

Minha mãe nunca dizia "eu te amo" durante a nossa infância. Como sempre fui uma pessoa resignada, aceitava o que eu tinha, que parecia ser uma barreira impenetrável entre nós. Enquanto meu irmão era meloso e a beijava mesmo que ela pedisse para parar e chegasse a limpar o rosto, eu não conseguia fazer o mesmo – quando ela me rejeitava, eu parava.

Hoje entendo que ela não falava que me amava porque, por sua vez, nunca ouviu que era amada. Os pais têm uma história e nem sempre conseguem ser o que gostariam, por carregarem seus próprios traumas e o peso da vida inteira.

Para quem é jovem, é mais fácil mudar, ressignificar e perdoar, porque a velhice torna os sentimentos mais rígidos. Comecei a cuidar de mamãe aos 19 anos, após a morte do papai, mas só fui aprender a cuidar de verdade trinta anos depois. Eu era atenciosa, responsável, tentava agradar e não deixava faltar nada, mas hoje é diferente. Ter tido a oportunidade de reconstruir uma relação de amor foi muito importante para a minha velhice ser como é hoje.

Mamãe sofreu muito na vida. A forma cruel como me educou foi um reflexo da maneira como ela própria foi educada. As perdas que sofreu, das pessoas que mais amava, foram brutais e deixaram muitas marcas. A demência foi como uma enorme e eficiente borracha que apagou a tristeza e os traumas de Euclice, permitindo que Francisquinha fosse feliz.

Por mais que Euclice fosse uma mulher triste, havia momentos de felicidade. Eu era capaz de fazer qualquer coisa para que ela parasse de sofrer, inclusive coisas que eu não queria, como obrigar meus filhos a fazerem catecismo e primeira comunhão, embora não fôssemos católicos. Conseguimos romper esse ciclo com os netos, e um deles nem batizado é.

Acreditamos na doutrina espírita. Há uma explicação para a chegada do Alzheimer ligada ao que aprendo no espiritismo, segundo a qual a doença é uma forma de esquecer o sofrimento. Nenhuma doença é boa, mas o espiritismo me faz acreditar que mamãe desenvolveu Alzheimer por dois motivos: para aliviar a dor que carregou por tantos anos e para ressignificar a nossa relação.

O Alzheimer foi para Euclice um presente, que fez com que ela parasse de sofrer, esquecesse a perda do filho e do marido, e passasse a ser tratada como uma princesa. Se ela não tivesse demência, não sei se seria tratada assim. Talvez tivesse se tornado uma senhora ranzinza e amargurada, sempre criando confusão, e não seria feliz como acredito que é hoje.

Consegui dar para minha mãe o amor que ela não tinha tido a oportunidade de receber, e que até então não tinha conseguido me dar, mas aprendeu a retribuir. Mesmo com demência, ela me dá amor, me beija e troca comigo olhares amorosos como nunca tínhamos feito.

Hoje não tenho mágoa. O que sinto por ela é um amor incondicional, um amor tão enorme que não sei nem dimensionar, mesmo porque se mistura com sentimentos de proteção e compaixão. O Alzheimer tem sido uma escola para mim.

Foi o amor que transformou a minha dor, que àquela altura estava enfiada em um esconderijo da memória, onde não me fazia sofrer. As urgências levavam meus pensamentos para o cuidado com meus filhos, minha carreira, meu marido, afastando as questões com mamãe do centro da minha vida. Ainda assim, por mais que eu evitasse pensar no assunto, havia em mim a esperança de que fosse possível mudar a nossa relação, porque a esperança caminha ao lado do desejo.

Quando aceitei fazer a escola normal que ela queria, foi por desejar que ela ficasse orgulhosa de mim. Quando me casei e segui morando com ela, acreditava que enfim a nossa relação iria florescer. Quando tive a minha primeira filha, pensei que seria uma forma de preencher o vazio que ela sentia após a morte do meu irmão. É fácil perceber que sempre tentei agradá-la, sem desistir de, um dia, me sentir verdadeiramente amada.

Euclice é católica e tentou fazer com que toda a nossa família também fosse, porém nunca me senti à vontade no catolicismo. Quando tinha que me confessar, eu ficava de joelhos e contava que tinha feito malcriação, que não tinha feito o dever, que tinha respondido, escrito palavrão no caderno ou feito careta. O padre me mandava rezar o ato de contrição, mas eu não sabia. Dizia que não gostava de decoreba e preferia simplesmente conversar com Deus. Nas minhas orações inventadas, eu pedia para passar de ano e para mamãe ser feliz.

Até que um dia, antes mesmo do nascimento do Ricardo, ganhei de presente *O livro dos espíritos* de Allan Kardec, e tudo fez mais sentido. Eu tinha 26 anos quando comecei a ler romances espíritas e a frequentar um centro, onde cheguei a ser voluntária na evangelização infantil. Eu tinha me tornado espírita, e passei a seguir a doutrina.

Segundo o espiritismo, até a morte prematura do meu irmão aconteceu para que eu e Euclice pudéssemos resgatar a nossa relação. Quando segui morando com ela depois de casada, me aproximei da minha missão de cuidar dela, porque nós duas havíamos feito este acordo em outras vidas: de que eu zelaria por ela e teríamos uma virada de amor. Esperei que fosse o nascimento da minha filha, depois do meu filho, sentindo que um dia isso aconteceria.

Sempre esperei por um propósito e estive em busca de fazer a diferença na vida de alguém. Eu não sabia como seria, mas chegou como deveria ser. Desde criança, eu sentia amor por pessoas idosas, ficava hipnotizada pelos cabelos brancos, chamava toda pessoa idosa de vovô e vovó, com uma enorme compaixão. Quando veio o diagnóstico, eu ainda não enxergava Euclice como uma pessoa idosa, talvez porque ela ainda tivesse muita mobilidade e vivacidade – até que a velhice chegou.

Mais do que nunca, acredito no espiritismo e creio na importância de se ouvir o chamado. Com os meus aprendizados sobre a doença e a forma de cuidar que só tive vivendo, comecei a fazer o bem para pessoas que eu nem sequer conhecia, de uma forma muito natural. Quero ajudar as pessoas a enxergarem com amor os sintomas da doença e a ter empatia para lidar melhor com a progressão dela.

Em inúmeros momentos do nosso percurso, tentei me colocar no lugar da mamãe e enxergar o sofrimento dela. Mesmo que ela tenha me educado por meio de constantes agressões emocionais, predominou em mim a compaixão por ela ter tido uma infância sofrida, um casamento dramático, por ter perdido o filho e o marido.

Eu não seria quem sou se não tivesse capacidade de sentir empatia e tolerância. Nunca estive longe de minha mãe por mais de quinze dias e, mesmo quando viajo, não paro de pensar nela. Saio de casa, mas ao mesmo tempo não saio, porque vivemos a vida inteira sob o mesmo teto, juntas em todas as adversidades, na saúde e na doença.

Quando o Alzheimer passou a exigir cuidados mais intensivos, pela primeira vez senti que o amor que eu tinha por ela era correspondido. O simples fato de ela se tornar receptiva me encheu de alegria e deu vontade de cuidar mais e melhor. Quando entendi pelo que ela iria passar, vieram a compaixão e o desejo de garantir que ela tivesse o melhor, porque se o começo havia sido difícil, ela merecia ter um bom fim de vida.

~

Enquanto ainda se expressava com palavras, muitas vezes mamãe se virava para mim e perguntava:

– Claudia, cadê a Claudia?

É uma pergunta de dar nó na cabeça, que demandou tempo para que eu a desatasse. Por fim entendi que ela queria saber sobre mim quando criança. Então eu respondia:

– Foi pra escola!

Quando, depois do diagnóstico, perguntei ao médico se ela me esqueceria, aquela parecia a maior dor pela qual eu poderia vir a passar. Porém o tempo esvaziou a importância dessa terminologia. Honestamente, não faz diferença se ela sabe ou não que sou sua filha, porque ser filha é muito mais do que ouvir a palavra "filha". Me sinto sua filha nos momentos em que ela me olha de um jeito amoroso de mãe, com a profundidade que evidencia o amor que nos une. Muito maior do que as palavras "mãe" e "filha" é a força do olhar, do toque e do sentimento que eu não tenho dúvida de que mora entre nós.

Da minha parte, se não fosse o Alzheimer, acho que cuidaria dela fazendo o básico, atendendo às necessidades, levando ao médico quando precisasse, mas não seria como eu sou, e sim como eu era. Não haveria esse amor doido que sinto, que chega a doer. O Alzheimer foi a nossa cura: depois dele, ela foi capaz de dizer "eu te amo" enquanto me olha com ternura, o que me comove demais.

Sem ter como resgatar mais lembranças de mamãe, aqui termina o seu livro de memórias. São memórias que ela já não tem, mas que, antes de perder, me contou. E são também memórias que criamos juntas e que eu espero nunca esquecer.

Agradecimentos

À minha família, pelo amor incondicional.

Aos amigos, pelo apoio constante.

Aos seguidores das minhas redes sociais, que me acompanham nesta jornada, acreditando no poder de transformar desafios em aprendizado e esperança.

A Rosana Caiado, por me ajudar a organizar minhas memórias com um olhar carinhoso e humano.

A Nana Vaz de Castro, pelo convite para escrever este livro.

A toda a equipe da Editora Sextante, que abraçou o projeto com tanta sensibilidade e competência.

Material de referência

Cuidar de alguém com Alzheimer é uma jornada desafiadora, mas o conhecimento pode ser um grande aliado para enfrentá-la. Livros e filmes não apenas nos ajudam a entender melhor a doença, mas também oferecem inspiração, conforto e novas perspectivas. A seguir, reuni uma lista de obras que podem enriquecer sua compreensão e proporcionar momentos de reflexão e aprendizado. Espero que essas histórias e informações sejam companheiras valiosas para você nessa caminhada.

LIVROS

Alzheimer: O dia de 36 horas – Cuidando de quem tem e de quem cuida, de Nancy L. Mace e Dr. Peter V. Rabins. Editora Cienbook, 2019.

Alzheimer: Cuidar de seu ente querido e cuidar de você mesmo, de Sharon Fish Mooney. Paulinas Editora, 2010.

Comunicação com ternura: Estratégias para melhorar o cuidado de pessoas com demência através da linguagem, de Leandro Minozzo. Editora Sulina, 2024.

Como cuidar de um familiar com Alzheimer e não adoecer, de Leandro Minozzo. Editora Sulina, 2022.

PAE: Parkinson, Alzheimer e Eu, de Carlos Alberto Vasconcelos. Editora Ágape, 2017.

Pra vida toda valer a pena viver: Pequeno manual para envelhecer com alegria, de Ana Claudia Quintana Arantes. Editora Sextante, 2021.

A morte é um dia que vale a pena viver – e um excelente motivo para se buscar um novo olhar para a vida, de Ana Claudia Quintana Arantes. Editora Sextante, 2019.

Histórias lindas de morrer, de Ana Claudia Quintana Arantes. Editora Sextante, 2020.

Cuidar até o fim: Como trazer paz para a morte, de Ana Claudia Quintana Arantes. Editora Sextante, 2024.

Alzheimer não é o fim: Estratégias para familiares e amigos, de Fernando Aguzzoli. Editora Fontanar, 2020.

O poder da paciência: Como diminuir a pressa e ter mais felicidade, sucesso e paz no seu dia a dia, de M. J. Ryan. Editora Sextante, 2011.

Envelhescência ativa e feliz: Saiba como viver melhor e ampliar os benefícios da longevidade, de Silvana P. Cracasso e Dr. Marco Fabio Coghi (Coord.). Literare Books, 2022.

O cuidar cuidou de mim: História de amor no cuidado de idosos, de Elza Soares. Editora Lumina, 2024.

Alzheimer: Cuidadoras familiares – Filhas da mãe com muito orgulho apesar da pandemia e das demências, de Ana Castro e Cosette Castro. Portal Edições, 2022.

Viver sem saber: Relatos de amor, dor e humor sobre a Doença de Alzheimer, de Mariela Oppitz Sorgetz. Editora Luz da Serra, 2021.

Alzheimer: A família, a doença, de Érico J. Santos. Editora Talentos da Literatura Brasileira, 2017.

Nunca se esqueça de sorrir: Uma história de amor e bom humor para ficar na memória, de Raul Jr. RJR Produções, 2022.

Conhecendo melhor a Doença de Parkinson: Uma abordagem multidisciplinar com orientações práticas para o dia-a-dia, de João Carlos Papaterra Limongi. Plexus Editora, 2001.

As doenças da personalidade, de Théodule Ribot. Editora Unifesp, 2020.

Saúde, declínio cognitivo e funcional: Trabalho e envelhecimento em xeque, de Fausto Aloiso Pedrosa Pimenta. Folium Editorial, 2016.

Alzheimer: O programa inovador para prevenção e tratamento, de Dra. Sandra Cabot. Editora Fundamento, 2015.

Alzheimer: A doença e seus cuidados, de Alessandro Ferrari Jacinto e Marisa Folgato. Editora Unesp, 2017.

Doença de Alzheimer e demência: Avanços em psicoterapia – Prática baseada em evidências, de Benjamin T. Mast e Brian P. Yochim. Editora Hogrefe, 2019.

Demências, de Delia Catullo Goldfarb. Editora Casa do Psicólogo, 2004.

Doença de Alzheimer: O guia completo, de Dr. Judes Poirier e Dr. Serge Gauthier. MG Editores, 2016.

FILMES

Para sempre Alice (EUA, 2014)
Direção: Richard Glatzer, Wash Westmoreland
Elenco: Julianne Moore, Kristen Stewart, Kate Bosworth
Título original: *Still Alice*

Antes que eu me esqueça (Brasil, 2017)
Direção: Tiago Arakilian
Elenco: José de Abreu, Danton Mello, Guta Stresser

Viver duas vezes (Espanha, 2018)
Direção: Maria Ripoll
Elenco: Oscar Martinez, Inma Cuesta, Aina Clotet
Título original: *Vivir dos veces*

Domingo à noite (Brasil, 2022)
Direção: André Bushatsky
Elenco: Marieta Severo, Natália Lage, Zecarlos Machado

Longe dela (Canadá, 2006)
Direção: Sarah Polley
Elenco: Julie Christie, Gordon Pinsent, Olympia Dukakis
Título original: *Away from Her*

Amor (França/Alemanha/Áustria, 2012)
Direção: Michael Haneke
Elenco: Jean-Louis Trintignant, Emmanuelle Riva, Isabelle Huppert
Título original: *Amour*

O filho da noiva (Argentina, 2001)
Direção: Juan José Campanella
Elenco: Ricardo Darín, Norma Aleandro, Héctor Alterio
Título original: *El Hijo de la Novia*

Iris (EUA/Reino Unido, 2001)
Direção: Richard Eyre
Elenco: Judi Dench, Kate Winslet, Jim Broadbent
Título original: *Iris*

Lembranças de um amor eterno (Itália, 2015)
Direção: Giuseppe Tornatore
Elenco: Olga Kurylenko, Jeremy Irons, Shauna Macdonald
Título original: *La corrispondenza*

Memórias de ontem (Japão, 1991)
Direção: Isao Takahata
Elenco: Daisy Ridley, Dev Patel, Ava Acres
Título original: *Omohide poro poro*

Despedida (Reino Unido, 2020)
Direção: Roger Michell
Elenco: Susan Sarandon, Kate Winslet, Mia Wasikowska
Título original: *Blackbird*

Meu pai (Reino Unido/França, 2020)
Direção: Florian Zeller
Elenco: Anthony Hopkins, Olivia Colman, Mark Gatiss
Título original: *The Father*

Lembranças de uma vida (EUA, 2006)
Direção: Dan Wilde
Elenco: Jennifer Ehle, Patrick Baladi, Amelia Warner
Título original: *Alpha Male*

Um momento para recordar (Coreia do Sul, 2004)
Direção: Park Kyung-Jin, John H. Lee, Kim Tae-won
Elenco: Jung Woo-sung, Son Ye-jin, Baek Jong-hak
Título original: *Nae meorisokui jiwoogae*

Ella e John (Itália/França, 2017)
Direção: Paolo Virzì
Elenco: Helen Mirren, Donald Sutherland, Christian McKay
Título original: *The Leisure Seeker*

Nunca te esquecerei (EUA, 2018)
Direção: Til Schweiger
Elenco: Nick Nolte, Matt Dillon, Emily Mortimer
Título original: *Head Full of Honey*

Diário de uma paixão (EUA, 2004)
Direção: Nick Cassavetes
Elenco: Ryan Gosling, Rachel McAdams, James Garner
Título original: *The Notebook*

Memórias de uma paixão (EUA/França/Espanha, 2019)
Direção: Martín Rosete
Elenco: Bruce Dern, Caroline Silhol, Brian Cox
Título original: *Remember Me*

Lembranças perdidas (EUA, 2017)
Direção: Michael Worth
Elenco: Ivan Sergei, Rance Howard, Kelly Greyson
Título original: *Broken Memories*

Vidas que se encontram (EUA, 2020)
Direção: Rob Diamond
Elenco: Kyler Steven Fisher, Shayla McCaffrey, Link Lindquist
Título original: *Our Father's Keeper*

A viagem de meu pai (França, 2015)
Direção: Philippe Le Guay
Elenco: Jean Rochefort, Sandrine Kiberlain, Anamaria Marinca
Título original: *Floride*

Primo removido (EUA, 2012)
Direção: Alan Berliner
Elenco: Edwin Honig, Alan Berliner
Título original: *First Cousin Once Removed*

CONHEÇA ALGUNS DESTAQUES DE NOSSO CATÁLOGO

- Augusto Cury: Você é insubstituível (2,8 milhões de livros vendidos), Nunca desista de seus sonhos (2,7 milhões de livros vendidos) e O médico da emoção
- Dale Carnegie: Como fazer amigos e influenciar pessoas (16 milhões de livros vendidos) e Como evitar preocupações e começar a viver
- Brené Brown: A coragem de ser imperfeito – Como aceitar a própria vulnerabilidade e vencer a vergonha (900 mil livros vendidos)
- T. Harv Eker: Os segredos da mente milionária (3 milhões de livros vendidos)
- Gustavo Cerbasi: Casais inteligentes enriquecem juntos (1,2 milhão de livros vendidos) e Como organizar sua vida financeira
- Greg McKeown: Essencialismo – A disciplinada busca por menos (700 mil livros vendidos) e Sem esforço – Torne mais fácil o que é mais importante
- Haemin Sunim: As coisas que você só vê quando desacelera (700 mil livros vendidos) e Amor pelas coisas imperfeitas
- Ana Claudia Quintana Arantes: A morte é um dia que vale a pena viver (650 mil livros vendidos) e Pra vida toda valer a pena viver
- Ichiro Kishimi e Fumitake Koga: A coragem de não agradar – Como se libertar da opinião dos outros (350 mil livros vendidos)
- Simon Sinek: Comece pelo porquê (350 mil livros vendidos) e O jogo infinito
- Robert B. Cialdini: As armas da persuasão (500 mil livros vendidos)
- Eckhart Tolle: O poder do agora (1,2 milhão de livros vendidos)
- Edith Eva Eger: A bailarina de Auschwitz (600 mil livros vendidos)
- Cristina Núñez Pereira e Rafael R. Valcárcel: Emocionário – Um guia lúdico para lidar com as emoções (800 mil livros vendidos)
- Nizan Guanaes e Arthur Guerra: Você aguenta ser feliz? – Como cuidar da saúde mental e física para ter qualidade de vida
- Suhas Kshirsagar: Mude seus horários, mude sua vida – Como usar o relógio biológico para perder peso, reduzir o estresse e ter mais saúde e energia

sextante.com.br